120

Td 2ʃ.

T. ~~3567~~.
~~Px.~~

RECHERCHES

ANATOMIQUES, PATHOLOGIQUES ET THÉRAPEUTIQUES

SUR LES

RÉTRÉCISSEMENS DE L'URÈTHRE.

RECHERCHES

ANATOMIQUES, PATHOLOGIQUES ET THÉRAPEUTIQUES

SUR LES

RÉTRÉCISSEMENS DE L'URÈTHRE;

PAR

L.-AUGUSTE MERCIER,

Docteur de la Faculté de médecine de Paris, professeur d'anatomie et de chirurgie spéciales, ancien interne en chirurgie à l'hospice de la Vieillesse (hommes) et à l'Hôtel-Dieu, lauréat de l'École pratique et des hôpitaux, ex-secrétaire et membre honoraire de la Société anatomique de Paris, de la Société médico-pratique, de la Société médicale du Temple, de la Société des sciences naturelles et médicales de Dresde, de la Société de médecine de Gand, du Cercle médico-chirurgical de Bruxelles, etc.

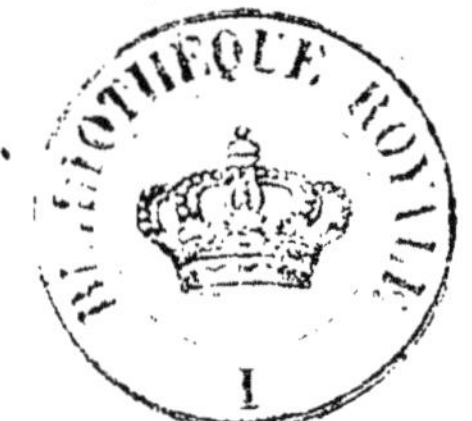

A PARIS,

CHEZ LABÉ, LIBRAIRE DE LA FACULTÉ DE MÉDECINE,

4, PLACE DE L'ÉCOLE-DE-MÉDECINE.

—

1845.

TYPOGRAPHIE ET LITHOGRAPHIE DE FÉLIX MALTESTE ET Cᵉ,
Rue des Deux-Portes-St-Sauveur, 18.

AVANT-PROPOS.

Ce travail n'est qu'un extrait d'un manuscrit que j'ai adressé à l'Académie royale de médecine, le 21 septembre 1844, et que j'ai dû réduire à des proportions plus étroites pour pouvoir l'insérer dans la Gazette Médicale. Toutefois, je dois dire que toutes mes idées s'y trouvent complètement reproduites, et que c'est surtout sur les observations qu'ont porté les retranchemens.

Il ne s'agit pas ici, comme dans mes précédens volumes, d'affections peu ou même pas connues. Il n'est guère de maladies qui aient été l'objet d'aussi nombreux écrits que les rétrécissemens de l'urèthre ; cependant on verra qu'ils offrent encore de nombreux problèmes à résoudre : leur mode de formation a été tout à fait ignoré jusqu'à ce jour, leurs effets mal appréciés, et leur traitement n'a été que trop souvent le fruit de l'empirisme ou de la routine.

Les remarques que je vais faire sont de nature diverse; mais il sera facile de s'apercevoir qu'elles tendent toutes vers un but commun, la pratique. En général, lorsqu'il s'est agi d'apprécier les divers moyens de traitement proposés contre les rétrécissemens de l'urèthre, on ne s'est pas assez occupé de remonter aux lois générales de la pathogénie; on ne s'est pas assez demandé si, pour bien juger des phénomènes qui s'opèrent hors de la

portée de nos sens, il ne serait pas utile de les rapprocher d'autres phénomènes qui se passent sous nos yeux;
si, en un mot, dans les sentiers obscurs et difficiles de
l'observation, il ne serait pas plus sûr de suivre pru-
demment le fil de l'analogie que de s'y abandonner au
hasard et sans guide. Lorsqu'à l'aide d'une induction
sévère nous nous élevons au point de vue des idées générales, notre horizon s'agrandit, s'éclaire, et, loin de nous
perdre dans un fatras de petits procédés, de petites
modifications auxquels des auteurs attachent tant de
prix, nous comparons les méthodes, nous jugeons ce
qu'elles valent, ce qu'elles peuvent, nous voyons quel
choix on doit en faire selon les individus, suivant les circonstances. Aussi me suis-je moins appliqué à imaginer
des procédés nouveaux qu'à rechercher la valeur des
moyens déjà connus, à faire voir ceux qu'on doit rejeter
et ceux qui conviennent dans telle ou telle circonstance,
enfin à tracer les règles que je crois utile de suivre dans
leur emploi et à l'aide desquelles on pourrait presque
toujours répondre du succès.

Du reste, je n'exagérerai pas leurs avantages; je dé-
montrerai, au contraire, qu'il n'en est aucun qui mette
à coup sûr le malade à l'abri de récidive. Mais si je dé-
truis une chimère consolante, ce ne sera pas sans compensation; car au lieu d'endormir mes malades par des
promesses vaines qui ne servent qu'à rendre leur désen-
chantement plus triste, je m'applique à leur inculquer
certaines vérités qui, lorsqu'ils s'en pénètrent bien, rendent leur guérison presque équivalente à une cure radicale.

RECHERCHES

ANATOMIQUES, PATHOLOGIQUES ET THÉRAPEUTIQUES

SUR LES

RÉTRÉCISSEMENS DE L'URÈTHRE.

On admet généralement des rétrécissemens *spasmodiques*, d'autres *inflammatoires*, d'autres enfin que l'on a désignés sous le nom d'*organiques*. Voyons ce qu'on doit penser de ces différentes espèces.

CHAPITRE PREMIER.

SUR CE QU'ON DÉSIGNE SOUS LE NOM DE RÉTRÉCISSEMENS SPASMODIQUES DE L'URÈTHRE.

C'est particulièrement à J. Hunter que nous devons les idées régnantes sur ce point. Les alternatives qu'il avait remarquées dans le jet urinaire de certaines personnes, et l'impossibilité d'attribuer des phénomènes aussi variables à une lésion purement matérielle, l'avaient porté à croire que l'urèthre est susceptible de se rétrécir et de se dilater ; il en avait même conclu que le tissu de ce canal est musculaire : « L'urèthre, dit-il, est sujet aux maladies qui sont propres aux muscles en général, et c'est même la seule preuve que nous ayons de sa muscularité. » (ŒUV. CHIR., trad. par Richelot, t. II, p. 362.) Ainsi, Hunter avoue lui-même que ce n'est pas à l'anatomie qu'il doit cette idée sur la structure de l'urèthre. E. Home, il est vrai, dit avoir vu une couche de fibres circulaires en dehors de la muqueuse ; mais son opinion n'est pas pour moi d'un grand poids ; il n'a presque toujours fait que copier et exagérer les opinions de son maître. D'ailleurs, une doctrine contraire a été soutenue par Ch. Bell, Græfe, Barovero (de Turin), etc. M. Shaw n'a rencontré ces fibres musculaires, ni sur le cheval, ni sur l'âne, ni sur le taureau. (MED. CHIR. TRANS., t. X, p. 342). D'un autre côté, M. Amussat ayant mis à découvert l'urèthre d'un chien vivant, et y ayant introduit une sonde, ne rencontra pas la moindre difficulté en suivant la véritable direction, lors même qu'il excitait le canal à se contracter devant le bec de l'instrument, soit par des pincemens ou autres stimulans extérieurs. (GAZ. MÉD., 1836, p. 114.)

On a cité, pour prouver la muscularité de la partie spongieuse de l'urèthre, le jet avec lequel la matière gonorrhéique sort quelquefois lorsqu'on sépare les lèvres du méat urinaire collées l'une à l'autre par le dessèchement d'une certaine quantité de cette matière ; mais ce phénomène est un pur effet de l'élasticité. Il en est de même de la force avec laquelle une injection est expulsée du canal, et la même chose aurait lieu sur le cadavre, surtout si, à l'exemple de M. Shaw, on injectait de l'eau dans le tissu spongieux de l'urèthre, de manière à lui donner ce léger gonflement qu'il a souvent dans la gonorrhée. Cet auteur a même fait voir que si, dans cet état, on introduit une bougie à plusieurs centimètres dans le canal, elle en est graduellement expulsée, surtout si elle est conique.

On a encore signalé, à l'appui de la même opinion, un phénomène tout à fait contraire : une bougie, dit-on, qui avait pénétré avec assez d'aisance, n'a pu être retirée qu'en employant une certaine force. Cette difficulté s'explique facilement lorsque la bougie a franchi un rétrécissement dur et calleux ; car, pour peu que cet instrument soit hygrométrique, il se gonfle devant et derrière la coarctation. Mais j'ai quelquefois remarqué un phénomène qui, observé par d'autres et mal interprété, a pu induire en erreur. Souvent le canal est très étroit devant ou derrière la fosse naviculaire, et il faut pousser avec une certaine force lorsqu'on veut introduire une sonde un peu volumineuse. Or si, lorsqu'on la retire, on ne fixe pas la verge, celle-ci s'allonge. L'urèthre, perdant alors en largeur ce qu'il gagne en longueur, comprime toute la partie de la sonde qu'il renferme, et avec d'autant plus de force qu'on tire davantage. Par là se trouvent multipliés les points de frottement; par là se trouve conséquemment accrue la résistance.

D'autres causes peuvent encore en imposer pour un spasme de l'urèthre. M. Amussat ayant un jour introduit une bougie très fine à travers un rétrécissement, ne pouvait plus ni la pousser ni la retirer. Il imagina alors de faire une injection forcée dans le canal, et cette manœuvre lui réussit, car la bougie fut dégagée et le malade urina avec force; mais quelle ne fut pas la surprise du chirurgien lorsqu'il vit ses doigts couverts de sable rouge! Il comprit alors que ces corps étrangers s'étaient accumulés derrière l'obstacle et que c'était eux qui avaient serré la bougie d'une manière si étrange. (Loc. cit., p. 98.)

Des courbures peu connues et quelquefois exagérées du canal ont encore fait croire à des rétrécissemens spasmodiques. Ainsi, si l'on ne fait pas attention que l'urèthre, pour se rendre du sommet du gland à la face inférieure de la verge, décrit une courbe plus ou moins prononcée, et qu'on introduise une bougie suivant l'axe du pénis, la pointe de l'instrument ira buter contre la paroi supérieure du canal et s'y arrêtera d'autant plus facilement que là se rencontrent des lacunes assez larges.

Pour passer au-dessous de l'arcade pubienne, l'urèthre éprouve aussi une courbure qui n'est pas assez connue. Depuis le ligament suspenseur qui fixe la verge au devant de la symphyse jusqu'au bulbe, le canal ne se dirige pas directement en arrière, mais il descend en même temps un peu et, chez certains sujets, d'une manière assez prononcée. Beaucoup de chirurgiens se trouvent arrêtés en ce point, parce que, s'imaginant être arrivés dans le bulbe, ils abaissent le pavillon de l'instrument pour relever le bec et l'engager dans la portion membraneuse, tandis qu'il faudrait au contraire relever davantage le pavillon pour abaisser plus fortement le bec et le faire passer sous les pubis. Quelques-uns alors, après avoir tâtonné pendant quelque temps, enfilent la bonne voie, et, tout étonnés d'avancer si facilement là où ils venaient d'éprouver tant d'obstacle, ils restent convaincus qu'ils viennent d'avoir momentanément affaire à un rétrécissement spasmodique.

Dans toute l'étendue du canal, des tumeurs inflammatoires, des lacunes, de petites fausses-routes, etc., peuvent encore devenir causes d'erreur.

Il est question dans les Leçons orales de Dupuytren d'un homme affecté d'un rétrécissement profond et très dur. « Une bougie fut placée au devant de l'obstacle ; mais le malade indocile la retira une heure après. Le soir, on essaya de la réintroduire, mais inutilement ; l'urèthre était dans un état de spasme si grand qu'on ne put la faire pénétrer au-delà de la fosse naviculaire et qu'une force assez grande était nécessaire pour l'arracher. Le surlendemain, M. Dupuytren présenta au canal une sonde d'argent d'un moyen et d'un petit calibre ; l'une et l'autre furent arrêtées dans la fosse naviculaire et pressées avec la même force que la bougie l'avait été la veille. Un bout de sonde arrondi à son extrémité fut introduit et fixé dans la fosse naviculaire ; il fit peu de chemin dans les premiers instans, mais au bout de vingt-quatre heures il avait pénétré. » Ce fait est peut-être celui qui milite le plus en faveur du spasme de la portion spongieuse de l'urèthre ; cependant je crains qu'on n'ait pas suffisamment fait attention aux diverses causes d'erreur que j'ai dit exister dans la partie antérieure du canal. Admettons, par exemple, cette étroitesse naturelle que j'ai dit n'être pas rare derrière la fosse naviculaire, et supposons, ce qui paraît assez probable d'après l'*indocilité* prétendue du sujet, que la compression déterminée en ce point par la première bougie y ait excité une inflammation, et par suite du gonflement, et l'on comprendra comment la bougie qui d'abord y avait été introduite n'a pas pu y repasser pendant quelques jours.

M. Civiale croit aussi à la possibilité des rétrécissemens spasmodiques de la région spongieuse. (Mal. des org. gén.-urin., t. i, p. 61.) Toutefois, le seul fait qu'il cite est bien peu concluant. « J'avais soumis, dit-il, un malade à la lithotritie : un *gros* fragment de calcul s'engagea dans l'urèthre, au milieu de la partie spongieuse duquel il s'arrêta, et d'où je le retirai après quelques heures de séjour. Au bout de quatre heures, je fus rappelé auprès du malade qui, ne pouvant pas uriner, croyait qu'un second fragment s'était arrêté au même endroit. J'introduisis avec précaution une algalie qui s'arrêta en effet à ce point, mais sans y rencontrer de pierre. Il n'y avait qu'un fort resserrement de l'urèthre dans une étendue de 2 à 3 lignes. Cette coarctation céda bientôt à une pression douce et graduée de la sonde, et aussitôt, sans que celle-ci pénétrât plus avant, l'urine fut lancée avec tant de force qu'on ne put la recueillir. » Rien ne prouve qu'il y ait eu, dans ce cas, autre chose qu'un gonflement inflammatoire.

Ainsi, il n'est peut-être pas de fait donné comme rétrécissement spasmodique de la région spongieuse qui ne soit susceptible d'une autre interprétation. D'un autre côté, des chirurgiens d'une très grande expérience n'en ont jamais vu. (Ségalas, TRAITÉ DES RÉT. D'UR., p. 63 ; Amussat, loc. cit. ; Leroy-d'Etiolles, LETTRES ET MÉM., p. 124.) Pour mon propre compte, je me trouve dans le même cas. On m'accordera donc qu'avant d'admettre comme prouvé un phénomène aussi rare et aussi singulier, il faudrait de nouvelles observations recueillies en se mettant plus en garde qu'on ne paraît l'avoir fait jusqu'à présent contre les diverses sources d'erreur.

Quant aux rétrécissemens spasmodiques de la partie profonde de l'urèthre, ils sont plus généralement admis. C'est qu'en effet ils reposent sur des faits bien plus nombreux, bien plus concluans. Ceux-là mêmes qui admettent la possibilité de spasmes dans toute l'étendue du canal, conviennent qu'on ne les rencontre presque exclusivement que dans sa partie profonde. (Bégin et Lallemand, DICT. DE MÉD. ET CHIR. PRAT., t. XIV, p. 312 ; Civiale, loc. cit.) Toutefois, il est encore important de s'entendre à ce sujet.

J'ai dit ailleurs (RECH. SUR LES MAL. URIN. DES HOMMES AGÉS, p. 34), et en cela je n'ai fait que répéter, sans le savoir, l'opinion d'anatomistes anglais très distingués, Ch. Bell et M. Shaw, que je ne crois pas les parois de la portion membraneuse formées par du tissu musculaire ; mais par un tissu fibreux dans la composition duquel entrent beaucoup de capillaires veineux analogues, mais en petit, au réseau qui donne à la portion spongieuse son aspect et son nom. En raison de cette structure, la couleur de ce tissu se rapproche jusqu'à un certain point de celle du tissu musculaire, et, si on exerce sur lui des tractions en long ou en travers, il présente des stries longitudinales ou circulaires.

Suivant les auteurs que je viens de citer, la portion membraneuse elle-même n'est pas susceptible de se resserrer circulairement ; mais il existe en dehors d'elle une disposition que Wilson a remarquée dès l'année 1808 (MED. CHIR. TRANS., t. I), sans y avoir cependant attaché une importance suffisante. Une portion du muscle releveur de l'anus, que cet auteur a regardée à tort comme un muscle particulier, est disposée de manière qu'ayant ses insertions derrière la symphyse pubienne, elle vient s'entrecroiser avec celle du côté opposé, derrière la portion membraneuse de l'urèthre, et forme une anse qui embrasse cette portion dans sa concavité (1).

---

(1) Je pense toujours que ce que Wilson a décrit comme un muscle particulier n'est qu'une portion du releveur de l'anus. Tout récemment M. Gosselin a écrit que je m'étais trompé à cet égard, et, suivant cet anatomiste distingué, « le vrai muscle de Wilson forme un véritable entrecroisement musculaire disposé comme un anneau et non comme une anse » (ARCH. DE MÉD., fév. 1845). Mais je possède deux ouvrages où Wilson a fait représenter son muscle; ce sont le t. I des MED. CHIR. TRANSACT. et ses LECTURES ON THE URIN. AND GEN. ORGANS, etc. Dans tous deux, ce muscle est figuré et décrit attaché en avant au pubis, près de la symphyse, et s'entrecroisant, en arrière, avec celui du côté opposé, entre la portion membraneuse et le rectum. Ces deux muscles forment donc une anse véritable, et on ne voit aucune trace de fibres annulaires. De plus, suivant M. Gosselin, le muscle de Wilson n'enveloppe la portion membraneuse que dans la partie la plus rapprochée du bulbe. Sur les planches de Wilson, au contraire, le plan musculaire en question recouvre non seulement la portion membraneuse, depuis le bulbe jusqu'à la prostate, mais encore un peu la pointe de cette glande.

D'un autre côté, M. Gosselin dit qu'aucune des fibres antérieures du releveur de l'anus ne va gagner la portion membraneuse; que toutes vont se perdre au milieu du tissu cellulaire qui unit la prostate au rectum. Cette assertion me paraît inexacte sous plusieurs rapports. J'ai dit, dans le premier volume de mes RECHERCHES, qu'indépendamment du plan horizontal qui ferme inférieurement le bassin et qui est presque le seul que décrivent les anatomistes, le releveur de l'anus en a un autre qui est inférieur et perpendiculaire au précédent. Ce plan vertical naît du pubis, au-devant et un peu au-dessous du trou sous-pubien, et même des fibres ligamenteuses qu'on rencontre entre la symphyse pubienne et la portion périnéale profonde de l'urèthre. Les fibres supérieures de ce plan côtoient la prostate d'avant en arrière et se terminent, non pas en s'entrecroisant entre cette glande et le rectum, comme le dit M. Gosselin, mais en s'unissant par une intersection aponévrotique avec des fibres longitudinales antérieures de cet intestin.

Les fibres inférieures n'ont pas toutes la même disposition. Les plus externes vont se rendre à l'anus : ces fibres n'ont jamais été décrites, que je sache, avant moi; mais nous ne devons pas nous en occuper ici. Les internes côtoient la portion membraneuse, et vont, comme celles qui sont plus élevées, former une intersection aponévrotique avec des fibres longitudinales du rectum, après avoir toutefois formé, entre l'urèthre et cet intestin, quelques entrecroisemens avec celles du côté opposé. C'est là, suivant moi, le muscle de Wilson.

Ainsi, la face antérieure du rectum présente une intersection aponévrotique dont personne n'a parlé, intersection en forme de V, dont la pointe, se terminant à l'aponévrose moyenne du périnée, correspond à la portion membra-

Il résulte de cette disposition que si les fibres charnues dont se composent ces deux faisceaux viennent à se contracter, la partie de l'urèthre qu'ils embrassent est tirée en avant et fait un angle plus aigu avec la portion bulbeuse, laquelle est fixée en arrière par des insertions du sphincter externe de l'anus.

Si donc la partie profonde de l'urèthre jouit, pour une raison quelconque, d'une sensibilité exagérée, et qu'on vienne à entreprendre le cathétérisme, il pourra se faire qu'arrivé dans le bulbe, le bec de la sonde provoque la contraction spasmodique de l'anse musculaire dont je parlais il n'y a qu'un instant, et qu'il ne puisse se porter assez en avant pour se prêter à l'augmentation de courbure du canal et passer au-delà du bulbe. Sans doute, ce spasme pressera les parois latérales de la portion membraneuse l'une contre l'autre, et plus encore la postérieure contre l'antérieure; mais celle-ci sera libre ou presque libre de céder à une propulsion qui agirait de sa face interne vers l'externe.

Et qu'on ne croie pas cette distinction sans importance.

Si le canal était véritablement rétréci par le spasme de fibres musculaires entrant dans la composition de ses parois, celles-ci diminueraient véritablement de circonférence pendant toute la durée du spasme et opposeraient une résistance réelle au passage des instrumens, quelle que

---

neuse de l'urèthre, et dont les branches ont des unions intimes avec les deux bords latéro-postérieurs de la prostate. C'est à ces mêmes branches de l'intersection que viennent se rendre les fibres du plan vertical des releveurs de l'anus, et l'on conçoit alors facilement comment ce n'est que tout à fait en bas, vers la pointe du V, que celles d'un côté peuvent s'entrecroiser avec celles de l'autre.

Les plans verticaux des releveurs de l'anus sont séparés des faces latérales de la prostate et de la portion membraneuse par un fascia qui s'étend de l'aponévrose supérieure du bassin à la moyenne, et se confond en arrière avec l'intersection commune dont je parlais il n'y a qu'un instant.

Maintenant, entre ce fascia et la portion membraneuse, existe-t-il des fibres musculaires qui entourent le canal à la manière d'un anneau? J'ai dit jusqu'à présent n'y avoir vu que du tissu fibreux et un lacis vasculaire; cependant les affirmations de M. Gosselin sont de nature à nécessiter de ma part de nouvelles recherches. Mais, quel qu'en doive être le résultat, la pratique m'a démontré que le principal obstacle que produit le spasme dans cette région dépend d'un entraînement de la portion membraneuse vers les pubis, et cet entraînement s'explique parfaitement par la disposition anatomique que je viens de décrire.

soit la direction qu'on leur imprime. Dans le cas, au contraire, où l'arrêt serait produit par un muscle extérieur au canal et ne l'étreignant pas dans toute sa circonférence, il suffirait de porter les instrumens vers la paroi non comprimée pour l'écarter et passer outre. C'est en effet ce que j'ai bien des fois remarqué chez plusieurs sujets à urèthre irritable : une sonde droite, même très fine et très souple, ne pouvant s'engager dans la portion membraneuse, il m'a suffi de courber son extrémité à l'aide d'un mandrin ou même du simple fil d'argent qui sert à désobstruer les algalies, ou bien de prendre une sonde à courbure fixe pour franchir aisément le point qui paraissait d'abord coarcté. Dans quelques cas où la courbure ordinaire ne paraissait pas encore suffisante pour suivre la portion membraneuse entraînée en avant, j'ai pu pénétrer avec ma sonde coudée (1). On comprend comment sa forte courbure se prête merveilleusement à cette déviation, et comment, une fois engagée dans la portion ascendante de l'urèthre, elle peut toujours vaincre la résistance de l'anse musculaire contracturée. Comme ce n'est pas le bec, mais le talon de l'instrument qui lutte contre cette résistance, on n'a pas à craindre de fausse route, et on peut toujours employer une force suffisante.

D'un autre côté, la déviation que je viens de décrire ne saurait rendre compte des rétentions d'urine qu'on attribue au spasme de la portion membraneuse. Comment supposer, en effet, qu'une fois engagée dans la portion prostatique, pressée par les contractions de la vessie et des muscles abdominaux, l'urine ne parviendrait pas à écarter tant soit peu les parois d'un canal qui ne sont qu'appliquées l'une contre l'autre, à passer là où une sonde volumineuse bien dirigée finit presque toujours par s'engager ? Oublierait-on combien il faut peu pour qu'un liquide comme l'urine se fasse jour ? Si la rétention d'urine pouvait être l'effet d'un simple spasme de la portion membraneuse, celle du sperme devrait être bien plus fréquente encore, et cependant nous verrons que celle-ci est extrêmement rare, même dans les cas où il y a à la fois spasme et rétrécissement organique. Souvent, chez des hommes affectés d'ischurie par irritabilité extrême de l'urèthre, le sperme ne s'échappe qu'avec douleur ; peut-être même ne passe-t-il qu'avec peine ; mais il passe ; et cependant sa

---

(1) La tige de cette sonde est droite, et son bec, long de 12 à 16 mill. seulement, forme un angle presque droit avec la tige (100 à 110 degrés). Voy. mes Recherches sur les malad. urin. des hommes agés, p. 357 et 315.)

consistance est beaucoup plus grande que celle de l'urine; il arrive en moins grande quantité; tout porte à croire qu'il n'est pas poussé par des forces aussi énergiques, et, de plus, son évacuation se fait dans des circonstances bien plus propres, ce me semble, à mettre en jeu cet excès de contractibilité dont on fait une cause si fréquente de rétention d'urine (1). Cette simple remarque nous donne donc lieu de croire que l'ischurie spasmodique a son principe au-delà des orifices des canaux éjaculateurs.

Il n'est pas probable qu'elle puisse avoir lieu dans la région prostatique : celle-ci, comprise entre les lobes latéraux d'une glande compacte, n'est pas susceptible de se resserrer spasmodiquement. Elle peut bien être comprimée d'un côté à l'autre par les faisceaux des muscles pelviens ou releveurs de l'anus qui agissent sur la prostate; mais cette compression ne serait ni assez forte ni assez prolongée pour produire, à elle seule, une ischurie véritable.

Quant au col de la vessie, il peut se fermer spasmodiquement; mais ce n'est pas, à proprement parler, en se rétrécissant. J'ai dit, dans mes précédentes *Recherches*, que son sphincter n'est pas circulaire; mais qu'il est principalement constitué par des fibres musculaires qui, embrassant le bord postérieur de l'orifice dans leur concavité, vont se jeter par leurs extrémités dans la paroi antérieure de la vessie. Il résulte de là que l'occlusion de cet orifice se fait par une traction de son bord postérieur en avant, c'est-à-dire par la formation d'une sorte de valvule, de soupape adhérente en arrière et sur les côtés, et s'avançant au-dessus du bord antérieur.

Ceci nous explique pourquoi les anatomistes se sont presque tous accordés à dire que l'orifice uréthral de la vessie n'est pas circulaire, mais

---

(1) Cependant je viens de traiter d'une valvule du col de la vessie un homme qui, depuis plusieurs années, n'a jamais vu de sperme au dehors bien qu'il ait assez souvent les sensations qui accompagnent l'éjaculation et que je n'aie rencontré dans son canal que le spasme dont sa valvule a été le résultat. Il est vrai que les deux épididymes sont engorgés depuis longtemps et que nous n'avons pu constater si l'urine était alors mêlée de matière prolifique. Cockburn a connu un homme qui avait des éjaculations en dormant et ne pouvait en avoir dans le coït; il lui conseilla, avec succès de légères évacuations et un peu de diète (OBS. DE LA SOC. DE MÉD. D'EDIMB., t. I, p. 394). Ce phénomène tenait-il à ce que l'érection était trop forte dans le coït, comme le pense Cockburn, ou bien à un spasme des muscles qui compriment la région membraneuse? Je pencherais plutôt vers cette dernière opinion.

qu'il se rapproche plus ou moins de la forme d'un croissant disposé transversalement; pourquoi, tandis que les injections qu'on pousse dans la région prostatique passent si facilement dans la vessie, celle-ci garde au contraire avec si peu d'effort et de participation de notre volonté l'urine qu'elle renferme. Qu'on suppose son col fermé comme l'anus et son contenu pressé par toutes les forces qui agissent habituellement sur lui, croit-on que ce liquide serait retenu avec tant de facilité et pendant un temps aussi long? Ce qui se passe lorsqu'on est affecté de diarrhée, lorsqu'on a pris un lavement et qu'on reste debout de manière à ce qu'il ne puisse se répandre dans les parties supérieures du gros intestin, répond suffisamment à cette question. Et cependant, quelle différence de force entre le double sphincter de l'anus et celui de la vessie, si petit qu'on a douté de son existence, si pâle qu'on a douté de sa nature musculaire! Qu'on compare la force nécessaire pour faire pénétrer une sonde élastique dans l'anus d'une personne qui lutterait contre le besoin de rendre un lavement, à celle qu'il faut mettre en œuvre pour lui faire franchir le col de la vessie chez un homme qui lutte contre le besoin d'uriner. Dans le premier cas, il faut un effort considérable; dans le second, il en faut si peu, qu'on est souvent, dans certaines manœuvres d'exploration que j'indiquerai plus loin, embarrassé de savoir si l'on est arrivé ou non dans la vessie. Supposons maintenant ce réservoir fermé par une soupape, et l'on concevra pourquoi une si faible somme de contraction suffit : qu'elle maintienne la soupape tendue, c'est tout ce qu'il faut; l'urine est pour ainsi dire retenue par l'effort même qu'elle fait pour sortir.

Mais, dira-t-on, comment se fait l'excrétion urinaire? D'une manière bien simple. La distension ou la contraction de la vessie tendent à éloigner les uns des autres les différens points de son col, à tirer par conséquent la valvule en arrière : j'ai décrit, dans mes précédentes RECHERCHES, un plan de fibres musculaires longitudinales qui ne me paraissent pas avoir d'autre fonction. Eh bien, que l'anse musculaire qui détermine la saillie de la valvule cesse de se contracter, celle-ci obéira aux forces qui l'entraînent en arrière, et l'orifice se trouvera dégagé.

Mais supposons qu'il existe un point d'irritation dans le voisinage, dans la région prostatique de l'urèthre ou dans le bas-fond de la vessie; supposons qu'un principe rhumatismal ou autre se porte en cet endroit; alors l'anse musculaire en question pourra devenir le siége de spasme, de contracture, et, la valvule ne pouvant se relâcher, non seulement il y aura rétention d'urine, mais encore difficulté d'autant plus grande pour soulever la soupape que l'urine exercera une pression plus forte sur sa face supérieure. De là, cette circonstance remarquée de tous les praticiens, que la sonde pénètre d'autant plus difficilement alors dans la vessie, que cet organe est plus distendu. Mais, qu'on y fasse bien attention, c'est bien moins une force vive qu'une bonne direction qu'il faut imprimer à l'instrument. Si l'on présente son bec perpendiculairement à la face inférieure de l'opercule, on aura à vaincre non seulement la contracture du faisceau musculaire qui le tend, mais encore la pression de l'urine accrue, dans beaucoup de cas, par les contractions spasmodiques du corps de la vessie et des muscles abdominaux. On traverserait alors la valvule plutôt qu'on ne la souleverait, et chacun sait que les fausses routes dans le bord postérieur du col de la vessie sont extrêmement communes. Mais si, au lieu d'attaquer pour ainsi dire l'obstacle de vive force, on cherche à le tourner, c'est-à-dire si, arrivé à l'entrée de la vessie, on porte le bec de la sonde fortement en avant, du côté de la symphyse pubienne, là où se trouve le bord de la valvule, le moindre effort suffira pour le franchir.

En résumé, les parois de l'urèthre n'ont pas, suivant moi, de fibres musculaires intrinsèques qui puissent les rétrécir véritablement. Elles sont, dans leur portion périnéale, en rapport avec des muscles ; mais ceux-ci sont disposés de telle sorte, que ce n'est pas un resserrement véritable, mais un aplatissement ou une déviation qu'ils impriment au canal. Dans la région bulbeuse, les bulbo-caverneux ne peuvent que l'aplatir de bas en haut ; dans la région membraneuse, les faisceaux dits *muscles de Wilson*, le dévient en avant en le comprimant surtout dans le sens antéro-postérieur ; dans la région prostatique, les parties supérieures de ces mêmes faisceaux l'aplatissent d'un côté à l'autre, et, au col de la vessie, le faisceau *sphincter* le porte en avant, en imprimant à l'orifice une forme transversale.

Ainsi, la portion profonde de l'urèthre, y compris la région bulbeuse, éprouve, par le fait de la contraction spasmodique des muscles qui l'entourent, un aplatissement alternatif et des déviations qui la rapprochent (qu'on me passe cette comparaison grossière) d'un Σ (grand sigma des Grecs) dont les branches horizontales représenteraient la valvule du col et la région bulbeuse, tandis que les parties moyennes représenteraient les régions prostatique et membraneuse.

On voit, en dernière analyse, qu'il n'existe pas de rétrécissemens spas-

modiques, mais des *déviations spasmodiques* de l'urèthre. L'aplatissement peut gêner la progression des sondes ; mais on m'accordera que ce
ne peut être un obstacle bien sérieux toutes les fois que l'instrument est
poussé dans une direction convenable. Quant à ce dernier point, il est
de rigueur. On doit toujours commencer le cathétérisme avec une sonde
flexible à courbure fixe, ou bien avec une sonde élastique droite, mais
courbée assez fortement à son extrémité à l'aide d'un mandrin. Si l'on ne
peut parvenir dans la vessie, on réussira presque infailliblement à l'aide de
ma sonde coudée, maniée d'après les règles que j'ai établies dans mes précédentes publications (voir particulièrement mes Rech. sur une cause peu
connue de rét. d'urine, p. 189). Lorsqu'on abaisse son pavillon pour
pénétrer dans la portion ascendante du canal, son bec se porte en avant,
c'est-à-dire dans le sens des déviations, et c'est son talon qui déprime les
obstacles.

Quant aux causes qui provoquent les déviations spasmodiques de l'u-
rèthre et à leurs moyens de traitement, je ne m'y arrêterai pas ici, parce
que je ne ferais que répéter ce que j'ai exposé fort au long dans l'ouvrage que je viens de citer.

CHAPITRE II.

On a cru avoir affaire à un rétrécissement de ce genre quand, pendant le cours d'une uréthrite aiguë, il survenait une rétention d'urine. On
a pensé qu'il s'opérait alors un gonflement de l'urèthre capable d'oblitérer son canal (Lagneau, Mal. syph., t. i. p. 34) ; mais je crains que l'interprétation des faits sur lesquels on se base n'ait pas toujours été parfaitement exacte.

Qu'un afflux plus ou moins considérable de sang dans les parois de
l'urèthre puisse en diminuer le calibre, cela ne peut être l'objet d'aucun
doute ; mais que cette turgescence l'oblitère assez fortement pour que l'u-
rine ne puisse filtrer entre ses parois, c'est ce qui me paraît moins certain. S'il en était ainsi, c'est dans la portion spongieuse qu'on devrait le

plus souvent observer ce phénomène, d'abord parce qu'elle est le siége le plus ordinaire de la blennorrhagie; ensuite parce que sa structure se prête particulièrement à cette congestion. Mais j'ai quelquefois pratiqué le cathétérisme dans des cas d'ischurie blennorrhagique, et je puis assurer que la sonde n'éprouve pas de difficulté sérieuse à traverser cette région. Dans l'érection, elle devient le siége d'une congestion des plus manifestes. Or, j'ai eu affaire à plusieurs sujets dont l'organe copulateur était tellement sensible, qu'on ne pouvait y toucher sans provoquer l'érection (je viens d'observer encore un cas de ce genre au moment où j'écris ces lignes) ; eh bien, je n'ai jamais remarqué qu'il en résultât un obstacle sérieux au passage de la sonde.

Qu'on observe avec soin, et l'on verra que, sauf complication, ce n'est guère que quand l'inflammation a gagné le col de la vessie que la blennorrhagie s'accompagne d'une véritable ischurie. Or, c'est précisément aussi dans les régions profondes que le cathétérisme m'a présenté quelques difficultés, et ces difficultés ont été telles qu'elles m'ont paru bien plutôt imputables au spasme des muscles voisins qu'au gonflement des tissus, au rétrécissement de l'urèthre. Il est bien entendu que je laisse de côté les cas où l'urine est arrêtée par un abcès formé dans les parois du canal ou dans ses environs, et faisant saillie dans son intérieur : ce n'est pas là ce qu'entendent les chirurgiens par rétrécissemens inflammatoires. « Rien n'est plus commun, dit M. Ricord, que de rencontrer la dysurie *à ses divers degrés,* jusqu'à la rétention plus ou moins complète, dans les uréthrites à l'état aigu, et cela quelquefois dès les premiers jours de leur existence, pour donner lieu à ce qu'on appelle les *rétrécissemens inflammatoires.* Ces rétrécissemens sont la conséquence ou d'un engorgement en quelque sorte phlegmoneux, ou d'une infiltration œdémateuse du tissu cellulaire sous-muqueux, et disparaissent quand l'état aigu cesse (Œuv. DE HUNTER, t. II, p. 300, note). »

Je pourrais d'abord demander si l'on a jamais constaté anatomiquement un engorgement ou un œdème du tissu cellulaire sous muqueux assez prononcés pour oblitérer le canal : j'en doute. Pense-t-on d'ailleurs qu'un engorgement des parois uréthrales assez considérable pour gêner et même arrêter le cours de l'urine, soit aussi commun et se résolve aussi constamment que le donnerait à croire le passage que je viens de citer ? Cela n'est pas probable.

Assurément la dysurie, à divers degrés, est très commune dans l'uréthrite aiguë ; mais quand un sujet atteint de cette maladie se met en devoir d'uriner et ne le peut à la seule idée des douleurs qu'il va endurer, est-ce à un gonflement des parois uréthrales qu'est due alors la difficulté qu'il éprouve ? Chacun répondra que c'est au spasme des muscles qui agissent sur les parties profondes du canal, et les malades eux-mêmes le sentent parfaitement. Or, ce qui arrive dans les inflammations légères devient plus marqué dans les cas graves et surtout quand l'inflammation gagne le col de la vessie ; mais c'est toujours le même phénomène. Je doute même que dans les ischuries qui compliquent les tumeurs phlegmoneuses des parois de l'urèthre, le spasme dont je viens de parler ne joue pas quelquefois un grand rôle.

On citera sans doute des cas où l'urine s'est fait jour après l'ouverture artificielle ou spontanée de ces sortes de tumeurs ; mais cela ne tiendrait-il pas à ce que l'orgasme inflammatoire a éprouvé une détente salutaire, à ce que l'instinct a eu lui-même conscience de la disparition de l'obstacle, etc. ? Une sonde introduite dans la partie de l'urèthre antérieure à un rétrécissement n'a-t-elle pas souvent suffi pour déterminer le passage de l'urine ? A-t-on vu souvent derrière ces sortes d'abcès l'urèthre distendu par le flot urinaire ? Ce n'est pas du moins ce qui résulte de mes observations.

Ainsi, les rétrécissemens inflammatoires, quoique existant réellement, ne méritent pas, à mon avis, une place à part dans le cadre nosologique, parce que, seuls et sans complications, ils n'entraînent pas d'accidens spéciaux, n'exigent pas de traitement spécial. La rétention d'urine dont l'uréthrite aiguë s'accompagne assez souvent doit être rapportée, sauf dans quelques cas exceptionnels, à une contraction spasmodique, à une contracture des muscles qui environnent l'urèthre, et rentre par conséquent dans la classe des phénomènes que j'ai décrits dans le chapitre précédent. Elle n'a de distinctif que l'acuité de la cause à laquelle le traitement doit être approprié.

M. Amussat avait déjà rejeté cette classe de rétrécissemens, mais pour une autre raison. D'après lui, ils ne méritent pas ce nom, parce qu'ils ne sont que passagers. (Leç. sur les rét. d'urine, p. 11.)

CHAPITRE III.

On dit qu'il y a *rétrécissement organique* de l'urèthre quand les parois de ce canal ont éprouvé, dans un ou plusieurs points de leur étendue,
une diminution permanente de circonférence, par suite d'un changement
survenu dans leur texture. Pour moi, ces cas sont les seuls qui méritent le
nom de *rétrécissement*, et le changement de texture, qui abolit plus ou
moins l'élasticité des tissus, me paraît être un caractère constant et essentiel.

Les affections cancéreuses et scrofuleuses ont quelquefois déterminé
des rétrécissemens de l'urèthre ; mais ces rétrécissemens sont rares, surtout les derniers, comparativement au nombre de ceux qu'on rencontre
dans la pratique, et comme ils ne sont qu'un accident d'une maladie extrêmement grave, on s'en est peu occupé.

Quelques autres, succédant à la cicatrisation d'une plaie des parois
uréthrales, ont été regardés comme résultant d'une cicatrice, d'une rétraction d'un tissu supposé de nouvelle formation que Delpech a appelé
tissu inodulaire.

Presque tout le reste était attribué à l'inflammation plus ou moins prolongée du canal. Mais de quelle manière l'inflammation amène-t-elle ce
résultat? C'est là sur quoi les opinions ont beaucoup varié.

Jusque vers la fin du dix-septième siècle, on attribua presque toutes les
rétentions d'urine à des *caroncules* ou sorte d'excroissances, de végétations qu'on supposait naître à la face interne de l'urèthre et oblitérer plus
ou moins ce canal. On pensait que celui-ci s'ulcérant, soit par l'effet d'une
inflammation simple ou virulente, soit par le passage d'une urine trop âcre,
ou de graviers, ou même d'un sperme corrompu par un séjour trop longtemps prolongé dans ses réservoirs (A. Ferri, A. Lacuna), les surfaces
dénudées se recouvraient de bourgeons charnus de mauvaise nature, et
que, la cause persistant, ceux-ci allaient toujours croissant tant qu'on ne
mettait pas un terme à leurs progrès.

Mais il est probable, ainsi que je l'ai dit ailleurs (RECH. SUR LES MAL. URIN. DES HOMMES AGÉS, p. 119), que ce sont les tumeurs de la prostate qui ont donné lieu à cette opinion. On avait sans doute observé des végétations au col de la vessie ; mais comme on n'en connaissait ni la nature ni le point de départ, on avait admis qu'il peut également s'en développer dans l'urèthre. Les chirurgiens se disaient probablement, comme Heister l'a fait plus tard : « Si des caroncules peuvent naître derrière le col de la vessie, je ne vois pas pourquoi il ne naîtrait pas d'excroissances semblables dans le col ou même dans l'urèthre. (INST. CHIR., t. II, p. 835.) »

Je ne veux cependant pas dire pour cela qu'il ne puisse se former des excroissances dans l'urèthre ; mais ces maladies sont si rares qu'il est facile de voir que ceux qui en parlent tant ne les ont jamais cherchées. Desault et beaucoup d'autres n'en ont jamais rencontré ; cependant Gensel et Morgagni (EPIST. XLII, art. 38) en ont vu chacun un exemple ; des auteurs plus récens en ont également observé quelques-uns, et moi-même j'en ai publié un des plus remarquables. (MAL. URIN. DES HOMMES AGÉS, p. 121.)

Il était impossible, en raison de cette rareté, qu'il ne s'élevât pas de temps en temps quelques voix contre l'erreur si généralement répandue ; c'est effectivement ce que firent C. Brunner (EPH. NAT. CUR., obs. 97), Saviard (OBS. CHIR.,1702, p.252 de l'édit. de 1784), Dionis (OP. DE CHIR., 1716, p. 227), F. Colot (TRAITÉ DE L'OP. DE LA TAILLE, 1727, p. 256). Mais comme l'idée de caroncules avait toujours été avantageusement exploitée, nous voyons encore, vers le milieu du siècle dernier, les vendeurs de bougies suppuratives, Daran (OBS. CHIR. SUR LES MAL. DE L'URÈTHRE, 1745) et André (DISS. SUR LES MAL. DE L'URÈTHRE, 1751), publier plusieurs volumes sur les prétendues carnosités. Nous voyons surtout André s'emporter contre Dibon, qui disait n'avoir pu s'instruire de leur existence, « malgré les recherches qu'il avait faites sur le mort. » Peut-être cependant n'y avait-il qu'un malentendu ; car à la page 216 de la DISSERTATION d'André, nous trouvons ce passage digne d'être noté : « J'ai remarqué que toutes les carnosités qui sont placées depuis l'entrée du canal jusqu'au verumontanum, sont, *pour l'ordinaire, d'une substance très solide ;* cependant, qu'elles guérissent mieux que celles qui se trouvent depuis cette caroncule jusqu'à la vessie. » Peut-être doit-on voir ici le germe d'une différence établie entre les tumeurs prostatiques et les rétrécissemens de l'urèthre.

La première idée que se firent de ces derniers ceux qui les avaient découverts, c'est qu'ils étaient dus à la cicatrisation d'un ulcère. Cette opinion était d'autant plus naturelle alors qu'on regardait l'écoulement blennorrhagique comme du pus provenant d'ulcères du canal. Mais Morgagni (Ep. XLIV) et J. Hunter (OEuv., t. II de la trad. fr., p. 191) démontrèrent que ces ulcères sont très rares, et il était naturel d'en conclure que, s'il est vrai qu'ils donnent quelquefois lieu à des rétrécissemens, il ne l'est pas moins aussi que, dans la plupart des cas, ceux-ci se forment d'une autre manière. On a donc supposé des causes diverses pour en expliquer l'origine.

Les uns ont cru qu'ils résultent d'un épaississement de la membrane interne de l'urèthre dû, soit à un développement variqueux de ses vaisseaux (Portal, ANAT. MÉD., t. V, p. 462), soit à un ramollissement de son tissu (B. Bell, MAL. VÉN., t. I, p. 340) ; le plus grand nombre les ont attribués à un engorgement du tissu cellulaire sous-muqueux ; d'autres à un dépôt de matière gélatino-albumineuse dans les divers tissus de l'urèthre et à une induration consécutive. M. Lallemand admet même qu'un dépôt de la même matière se fait en outre à la face externe de ce conduit. (Bermond, SUR LES RÉT. DE L'URÈTHRE, p. 14 et 33, 1835.) Ces deux opinions se trouvent également dans un ouvrage publié en 1835 sous le nom d'A. Cooper ; seulement l'auteur dit *matière adhésive*. (LECT. ON THE PRINCIPLES AND PRACT. OF SURGERY, p. 472.) Ducamp admet une hypertrophie du tissu de l'urèthre produite par l'inflammation et passant à l'état d'induration (RÉT. D'UR., p. 32, 2e édit.) ; M. Vidal admet que l'inflammation produit des changemens de nutrition tels que l'hypertrophie ou l'atrophie de l'urèthre peuvent également en résulter, et qu'elle conduit ainsi par des voies opposées au même résultat. (PATH. EXT., t. V, p. 319.) Laënnec (LEÇ. OR.) et Ducamp (loc. cit., p. 36) admettent des rétrécissemens produits par un dépôt de fausses membranes à la surface de la muqueuse uréthrale.

D'un autre côté, E. Home et beaucoup d'autres chirurgiens anglais n'admettent pas d'altération de tissu et pensent que les rétrécissemens proviennent de la contraction spasmodique d'abord, et plus tard permanente de fibres musculaires qu'ils supposent exister au-dessous de la muqueuse. Enfin, Jameson prétend qu'un surcroît d'activité des fibres transversales des muscles bulbo-caverneux et de celles du releveur de l'anus qui se trouvent en contact avec l'urèthre, sont la cause des rétrécissemens, et il va même jusqu'à proposer, pour guérir ceux-ci, de couper les fibres musculaires qu'il suppose les avoir produits (MED. RECORDER, avril 1824). Des idées analogues ont été émises, dans ces derniers temps, par M. Dufresse (GAZ. DES HÔP., 1842).

Ce serait véritablement peine inutile que de réfuter plusieurs de ces opinions ; je vais passer rapidement en revue celles qui méritent le plus d'attention.

Les veines de l'urèthre n'ont probablement jamais fermé assez hermétiquement le canal pour interrompre complètement le passage de l'urine. Concevrait-on que les efforts de la vessie et des muscles abdominaux ne pussent vaincre la résistance opposée par des vaisseaux remplis de sang ? qu'ils ne pussent parvenir à refouler, à déplacer quelque peu du moins ce liquide ? que le canal fût tellement distendu par la congestion que l'élasticité de ses parois fût incapable de céder assez pour laisser passer le moindre filet d'urine ? Toutes ces suppositions sont difficiles à admettre.

Ce qui a donné lieu à cette opinion, c'est qu'il n'est pas rare effectivement de rencontrer des vaisseaux sanguins très développés dans l'urèthre de personnes affectées de rétention d'urine pendant la vie, et chez lesquelles la généralité des chirurgiens ne remarqueraient pas d'autre cause de dysurie. Mais, parce qu'on n'a pas vu d'autre obstacle, peut-on répondre qu'il n'en existait pas ? Combien, par exemple, n'a-t-on pas rencontré de valvules au col de la vessie sans les apercevoir ? Or, j'ai fait remarquer que ces valvules sont presque toujours causées par une inflammation chronique de l'urèthre et accompagnées d'un développement variqueux de ses vaisseaux (RECH. SUR UNE CAUSE PEU CONNUE DE RÉTENT. D'URINE, p. 53). Je suis persuadé que la plupart des rétentions d'urine qu'on a attribuées à un développement de ce genre étaient dues à une valvule spasmodique ou permanente du col de la vessie. Peut-être cet état s'accompagnait-il d'un spasme du muscle de Wilson ; peut-être en était-il résulté quelque difficulté pour le cathétérisme ; peut-être le sang avait-il coulé au moindre contact de la sonde. Tout cela a pu en imposer ; mais aujourd'hui que je crois avoir mis l'erreur en évidence on admettra plus difficilement, j'espère, une interprétation qui ne jouit pas même de quelque vraisemblance.

Quant à l'hypertrophie, à l'engorgement d'une ou plusieurs tuniques de l'urèthre, je ne les ai jamais vus constituer une cause permanente d'obstruction, et je ne sache pas qu'on ait jamais fait une autopsie de ce genre ; car je ne regarde pas comme un exemple de rétrécissement par gonflement de la muqueuse uréthrale celui que M. Amussat a publié sous ce titre (Leç. sur les rétent. d'urine, p. 16). Il s'agit d'un vieillard qui s'était servi pendant longtemps de bougies de Daran pour faciliter l'émission de l'urine devenue difficile après plusieurs blennorrhagies. « Cet homme, est-il dit, ayant succombé à un catarrhe de vessie fort ancien, nous trouvâmes, à l'autopsie, le canal rétréci dans l'étendue de 12 *ou* 15 *lignes*. Dans ce point, la muqueuse était très rouge et présentait un état de turgescence remarquable... Si on passait légèrement le doigt sur la paroi inférieure, on ne sentait aucune saillie bien sensible ; si, au contraire, on faisait glisser *sur cette même paroi* une sonde d'argent de manière à la comprimer, le bec de l'instrument était arrêté là où existait la maladie. Cette pièce pathologique ne présente qu'un resserrement du canal assez peu sensible dans la *partie moyenne et antérieure* de l'urèthre, quoique, pendant la vie, l'introduction d'une sonde d'un petit calibre fût assez difficile. » Cette tuméfaction, existant dans l'étendue de 12 *ou* 15 *lignes* sur la *paroi inférieure* de la *partie moyenne et antérieure* de l'urèthre, me paraît tout simplement l'effet d'une inflammation chronique produite par la pression fréquemment renouvelée des bougies au niveau du ligament suspenseur de la verge, et ceux qui compareront cette lésion avec celles que j'ai décrites dans mon mémoire Sur les inflammations, ulcérations et fistules de l'urèthre produites et entretenues par le séjour des sondes (Journ. des conn. méd.-chir., avril 1840), ne conserveront, j'espère, aucun doute à cet égard. La dysurie résultait probablement, dans ce cas, d'une affection de la région profonde du canal.

Dans toutes les autopsies de rétrécissement incontestable, il est dit que les tissus étaient blancs, lisses, denses, et souvent même on a noté que le canal était à ce niveau comme étranglé extérieurement avec une corde ou un ruban. Ce fait se trouve signalé dans plusieurs traités didactiques et décrit positivement dans un cas présenté à la Société anatomique (Bull., 1826, p. 17). Ch. Bell en fournit un exemple frappant dans sa pl. v, fig. 2, où se trouve représentée une pièce telle que cette disposition ne pouvait échapper (Engravings from specimens, etc. in-fol. 1813).

D'après les nombreuses pièces que j'ai rencontrées dans mes recherches particulières et celles que j'ai vues pendant dix années que j'ai fréquenté assiduement la Société anatòmique, je puis donner comme un fait certain que, dans tout rétrécissement véritable de l'urèthre, les parois uréthrales sont lisses, blanches, fibreuses, dépourvues d'aréoles sanguines et presque entièrement de vaisseaux. Dans beaucoup de cas où le sujet n'avait pas été traité avant sa mort, le canal paraissait étranglé circulairement; dans d'autres où le rétrécissement avait été dilaté, l'étranglement était peu ou même pas sensible; mais alors ses parois étaient réduites à un grand état d'amincissement. En un mot, au lieu d'une hypertrophie, d'un engorgement, il y avait, au contraire, atrophie, et les diverses membranes étaient si intimement confondues qu'il était impossible de les isoler par la dissection.

J'ai une réserve à faire au sujet de ce que je viens de dire, c'est que si la face interne du rétrécissement avait été enflammée, excoriée, ulcérée, avant la mort, par le passage répété ou le séjour des sondes, son aspect lisse et sa blancheur pourraient avoir un caractère moins tranché.

Ainsi plusieurs observateurs avaient, avant moi, signalé la blancheur et l'apparence fibreuse des parois de l'urèthre au niveau de certains rétrécissemens; mais tous en avaient admis d'autres qu'ils disaient produits par la tuméfaction, l'hypertrophie des tissus, par l'injection des vaisseaux, etc. Ce qui m'appartient, en conséquence, c'est d'avoir, à l'aide de nombreuses observations, établi la constance des caractères que je viens de signaler (voy. mon mémoire SUR L'INFLUENCE DES RÉTRÉC. DE L'URÈTHRE DANS L'APPLICATION DE LA TAILLE ET DE LA LITHOTRITIE. Janv. 1839). J'ajoute que ce qui prouve la justesse de mes conclusions, c'est que M. Cruveilhier a été conduit par ses propres recherches au même résultat (ANN. DE LA CHIR., fév. 1842), et que je tiens de M. Pétrequin, chirurgien en chef de l'Hôtel-Dieu de Lyon, que des faits nombreux qu'il a recueillis sont venus tout à fait à l'appui de mes assertions.

Les réflexions précédentes et ce que j'ai déjà dit au sujet des rétrécissemens spasmodiques démontrent combien sont peu fondées les opinions d'Home et de ceux qui ont adopté ses doctrines; il serait par conséquent inutile d'y insister davantage.

Les rétrécissemens ne sont pas produits par des fausses membranes, parce que, dans tous les cas, les parois uréthrales sont altérées dans la totalité ou la majeure partie au moins de leur épaisseur. D'ailleurs, je ne sache pas que les fausses membranes puissent ainsi s'identifier avec les muqueuses. En général, dans les affections diphtéritiques, on voit les productions pseudo-membraneuses se détacher ou être résorbées, et il serait difficile d'admettre, sans preuve bien péremptoire, une exception pour l'urèthre, canal à chaque instant lavé par l'urine. En outre, quel est le moment où les fausses membranes ont le plus d'épaisseur? c'est celui où elles viennent d'être formées, c'est à la période aiguë de la maladie. C'est donc, si telle était l'origine des rétrécissemens, lorsque l'inflammation de l'urèthre est à son apogée, que les fausses membranes devraient s'opposer le plus complètement au passage de l'urine, et la dysurie devrait diminuer à mesure qu'on s'éloigne de cette période. Or, si elle se manifeste alors, elle n'est ordinairement que passagère, et elle ne commence à devenir permanente que quand l'inflammation a depuis longtemps passé à l'état chronique ou même quand elle s'est complètement dissipée.

Cette dernière remarque suffirait également pour prouver que les rétrécissemens ne sont pas le résultat d'une induration produite par un dépôt de lymphe plastique ou albumineuse dans les parois de l'urèthre ou même en dehors d'elles; car, s'il en était ainsi, ce serait surtout pendant le travail inflammatoire qui engendre cette lymphe que l'urine se trouverait arrêtée.

A l'appui de cette dernière théorie, je n'ai d'ailleurs rencontré dans les auteurs qu'un seul fait qui mérite attention ; il se trouve dans l'ouvrage de M. Lallemand SUR LES MALADIES DES ORGANES GÉNITO-URINAIRES. Le voici :

« Sur un malade entré à l'hôpital en 1822, pour une strangurie, et mort, peu de jours après, d'une perforation spontanée de l'estomac, j'ai trouvé, à la courbure sous-pubienne, un rétrécissement qui admettait une sonde cannelée. Le canal, fendu dans toute sa longueur, présenta dans le point rétréci un épaississement circulaire de la membrane muqueuse commençant et finissant d'une manière insensible, en sorte que la tranche ressemblait, de chaque côté, à un fuseau divisé suivant son grand diamètre. Le bord externe n'était pas moins bombé que celui qui correspondait à la surface du canal; ainsi le cylindre qui formait l'obstacle, aminci à ses deux extrémités et renflé au milieu, ne faisait pas moins de saillie en dehors qu'en dedans. En disséquant la membrane muqueuse, je la trouvai si adhérente vis-à-vis de l'altération, qu'elle ne put être enlevée entière, ce qui prouve que le tissu cellulaire qui avait uni ces parties avait parti-

cipé à l'affection de la muqueuse. Le tissu altéré était d'un blanc jaunâtre, ferme, résistant, peu élastique et très facile à déchirer. Il n'offrait aucune apparence de fibres distinctes : on eût dit qu'une substance albumineuse s'était déposée dans les mailles de la membrane muqueuse comme
dans une éponge. »

Remarquons que M. Lallemand ne dit pas que l'épaississement des tissus muqueux et sous-muqueux refoulât en dehors les couches les plus externes des parois uréthrales, de manière à ce qu'il en résultât un épaississement de ces parois au niveau du point malade. Il n'est ici question
que de l'apparence que présentait la tranche du cylindre induré, et l'induration ne s'étendait pas jusqu'à la face externe du tissu spongieux qui, dans
le bulbe, a beaucoup d'épaisseur, puisque M. Lallemand la croyait bornée aux tissus muqueux et sous-muqueux. Je reviendrai incessamment sur
ce fait.

Ceux qui regardent les rétrécissemens calleux comme résultant de la cicatrisation d'un ulcère pensent que le tissu blanc et dur qui les constitue
n'est qu'un tissu accidentel destiné à recouvrir la surface ulcérée et de la
nature de ceux que Delpech a nommés *inodules*. Dans un travail sur
quelques généralités de la chirurgie, travail dont je rassemble depuis
longtemps les matériaux, je me propose de traiter la question des inodules. Pour le moment, je me contenterai de dire que Delpech me semble
être tombé à cet égard dans de grandes exagérations.

Je vais maintenant exposer la manière dont je comprends la formation
des rétrécissemens. Il y a déjà six ans que j'ai publié ma théorie, et tous
les faits que j'ai observés depuis m'ont paru la confirmer. Voyons
donc si elle ne repose pas sur une base plus solide que celles que je viens
d'essayer de renverser.

Le tissu spongieux de l'urèthre n'est qu'une dépendance du système
vasculaire : « Il est formé, dit Béclard, d'artérioles et de veinules entrela-
cées à la manière des réseaux capillaires ; toute la différence, c'est qu'ici
les radicules veineuses sont plus développées et dilatées d'une manière
particulière. Ces renflemens sont si peu des cellules qu'ils ne se continuent
qu'avec les veines, et qu'on y trouve la membrane interne de ces conduits. » (ADDIT. A L'ANAT. GÉN. DE BICHAT, p. 119.)

Si telle est l'analogie, n'est-il pas évident que ce qui se passe dans une
veine enflammée doit nous éclairer beaucoup sur ce qui a lieu quand le
tissu spongieux de l'urèthre se trouve dans les mêmes conditions ?

Lorsque l'inflammation s'est emparée d'une veine, sa membrane interne rougit, perd son poli, et le sang se coagule dans son intérieur. En même temps ses parois s'épaississent, deviennent rouges, friables, moins élastiques, et forment un cordon dur et douloureux.

A ce degré, deux cas peuvent avoir lieu : ou bien l'inflammation persiste, et alors la sécrétion de la membrane interne devient puriforme, le sang coagulé semble lui-même se convertir en pus ; ce pus, s'il n'arrive pas d'accident plus grave, finit par se faire jour hors du vaisseau, et celui-ci s'oblitère, se réduit à un simple cordon. Ou bien l'inflammation s'arrête et le vaisseau obstrué ne donne plus passage au sang : celui qui s'y était coagulé est peu à peu privé par l'absorption de ses parties les plus liquides, le caillot diminue de volume, pâlit de plus en plus et se durcit. Enfin, il vient un temps où il est réduit à rien, où les parois du vaisseau se rapprochent, s'oblitèrent, et alors la veine ne forme plus, comme dans le cas précédent, qu'un petit cordon blanc, fibreux et très dur.

Jetons les yeux sur une tumeur érectile veineuse : n'est-ce pas là ce qui s'y passe lorsque, en vertu d'une cause quelconque, il s'y développe une inflammation suffisante ? On connaissait bien le changement qui s'opère alors, puisque c'est de cette connaissance que sont nés plusieurs procédés pour la guérison de ces tumeurs ; mais je doute qu'on ait bien expliqué et bien compris comment leur rétraction s'opère. Ce qui me le fait croire, c'est que j'ai vu des chirurgiens s'imaginer que ces tumeurs doivent s'affaisser aussitôt l'inflammation provoquée, et ne pas attendre, avant de recourir à des médications plus graves, que le travail d'absorption ait eu le temps d'opérer, dans les capillaires oblitérés, ce que nous venons de voir dans les vaisseaux plus volumineux.

Quoi qu'il en soit, les mêmes phénomènes se passent lorsqu'une portion quelconque du tissu spongieux de l'urèthre vient à être frappée d'inflammation. Souvent l'endroit affecté forme un noyau douloureux, assez volumineux et assez dur pour être sensible à l'extérieur. Si l'on coupe alors ce tissu, et qu'on le soumette à un filet d'eau, on trouve les parois de ses aréoles épaissies et remplies de sang qui ne disparaît qu'incomplètement par le lavage. Si l'inflammation persiste, il survient une infiltration purulente qui finit par se rassembler en foyer, lequel finit lui-même ordinairement, par s'ouvrir, soit dans le canal, soit à l'extérieur ; et alors toutes les aréoles qui ont suppuré s'oblitèrent, ce qui ne peut se faire, évidemment, sans que le tissu dont elles font partie ne se condense, ne diminue d'étendue, sans que l'urèthre ne se rétrécisse à leur niveau.

L'inflammation s'est-elle au contraire arrêtée dans sa marche, les parties les plus fluides du sang sont absorbées peu à peu, la fibrine coagulée se condense, pâlit, prend une couleur jaunâtre, et c'est sans doute à cette période qu'on a cru les cellules remplies d'albumine concrétée. L'induration qui constituait le rétrécissement dont j'ai emprunté plus haut la description à M. Lallemand, n'en était probablement encore qu'à cette période, à en juger par son épaisseur, sa teinte jaunâtre et sa friabilité. Ce dernier caractère surtout prouve la jeunesse, pour ainsi dire, de l'altération ; car on sait que l'inflammation détruit la cohésion des tissus. Si nous attendons plus longtemps encore, l'absorption sera plus avancée, et nous trouverons, à la place du tissu spongieux, un noyau blanc, fibreux, homogène et presque dur comme du cartilage. Ce noyau est moins volumineux que la tumeur inflammatoire à laquelle il succède ; souvent même il est moindre que le tissu normal qu'il remplace, et, de cette rétraction graduelle, proviennent les rétrécissemens que les auteurs nomment *organiques*. Supposons en effet, pour plus de simplicité, les parois de l'urèthre formées d'une simple série de cellules disposées en cercle: il est facile de comprendre qu'à mesure que chacune de ces cellules se rétrécira, l'aire du cercle qu'elles circonscrivent diminuera d'étendue.

La marche que je viens d'exposer explique pourquoi ce n'est ordinairement que longtemps après l'inflammation qui lui a donné naissance qu'un rétrécissement manifeste sa présence par des effets sensibles. C'est qu'en effet cette altération, cette condensation des parois uréthrales n'est pas un effet direct du travail inflammatoire, mais au contraire un effet très indirect, on pourrait presque dire un résultat de sa disparition.

Je continue le développement de ma théorie.

Quand un malade a subi l'amputation de la verge, que se passe-t-il du côté de la plaie ? les aréoles des tissus caverneux et spongieux suppurent, s'oblitèrent, le moignon s'arrondit, se condense.... en même temps le canal se rétrécit. Ce dernier phénomène a été constamment observé en pareille circonstance. Boyer cite un cas où l'oblitération était presque complète au bout de dix-huit mois (MAL. CHIR., t. x, p. 365, 4ᵉ édit.). On trouve, dans les ARCHIVES DE MÉDECINE (t. x, p. 518, 1826), plusieurs exemples d'opérations semblables faites l'une sur un cheval par M. Barthélemy et les autres sur l'homme par M. Roux. Dans tous il survint un rétrécissement. M. Smyly a insisté sur cette suite fâcheuse et il a même conseillé, pour l'éviter, de réunir par première intention la muqueuse à la peau (DUBLIN MED. PRESS, 1840). Cette précaution, sans être infaillible, me paraît bonne parce qu'elle abrège la durée et l'étendue de l'inflammation.

On a attribué ces rétrécissemens à la rétractilité de la cicatrice; mais qu'on fasse bien attention que cette rétraction ne se fait pas seulement à l'extrémité du moignon. « Les corps caverneux, dit M. Roux, qui sembleraient ne devoir pas se rétracter considérablement, sont susceptibles d'une grande rétraction *avec le temps*, de manière que le moignon, quoique long au moment de l'opération, se réduit peu à peu à très peu de chose » (GAZ. DES HÔP., 1844, n° 105). Ne retrouvons-nous pas ici la marche des rétrécissemens inflammatoires? Cette rétraction est importante à connaître; car si M. Malgaigne y eût fait attention il n'aurait pas blâmé le procédé de Boyer pour l'amputation de la verge et il n'aurait pas dit que « si le corps caverneux paraît se rétracter si fort, c'est qu'on l'a tiraillé outre mesure » (MÉD. OP., 4ᵉ éd., p. 630).

Ce que je viens de dire s'applique encore aux rétrécissemens qui succèdent à des plaies intéressant le canal, pour peu que la cicatrisation ait tardé à se faire. C'est par la même raison que les tailles périnéales sont presque constamment suivies d'un rétrécissement plus ou moins prononcé, *surtout si la convalescence a été longue*, comme le dit M. Civiale (MAL. ORG. GÉN. URIN., t. I, p. 157). Je ferai même ici, en passant pour ainsi dire, une remarque importante, c'est que c'est surtout quand on a intéressé le bulbe que ces rétrécissemens sont prononcés; ils deviennent même alors une cause assez fréquente de fistules : c'est un fait que j'ai plusieurs fois remarqué, notamment chez un garçon d'une quinzaine d'années auquel M. Roux avait extrait une pierre logée dans la partie profonde du canal. La raison en est bien simple : la rétraction se fait d'autant plus fortement que les aréoles du tissu dans lequel elle s'opère sont plus larges et plus nombreuses.

D'après ma théorie, le retrait du tissu affecté ne doit pas se faire seulement en largeur, mais encore en longueur. Cette remarque contre laquelle viennent se briser la plupart des explications qui ont été données de la formation des rétrécissemens est facile à vérifier dans plusieurs circonstances, et elle a même été positivement indiquée dans la description d'une pièce présentée par M. Guéneau de Mussy à la Société anatomique : « A l'autopsie, on trouva un rétrécissement fibreux qui occupait le commencement du bulbe et la région membraneuse ; celle-ci avait évidemment diminué de longueur » (BULL., 1839, p. 9). Mais c'est principalement quand l'altération occupe une certaine étendue de la région spongieuse que cette diminution devient évidente, surtout lorsque les corps caverneux et l'urèthre entrent en érection.

Il existe une telle similitude entre le tissu caverneux du pénis et le tissu spongieux de l'urèthre que le premier doit être sujet aux mêmes altérations que le second quand l'inflammation s'en est emparée ; c'est en effet ce qui a lieu. Moulinier, de Bordeaux, rapporte l'observation d'un homme qui, à la suite d'une contusion, eut une inflammation qui détruisit tous les tégumens de la verge. « Le corps caverneux, dit l'auteur, tomba en putréfaction ; les parties les plus molles disparurent par une sorte de fonte, et, chose remarquable, son tissu fibreux, qui est épais et élastique, résista à la décomposition, se resserra sur lui-même, et bientôt la verge n'était pas plus figurée que par un cordon du volume d'un tuyau de plume » (TRAITÉ DES MAL. DES ORG. GÉN. URIN., 1839). C'eût été chose véritablement remarquable, ainsi que le dit Moulinier, si la gaîne fibreuse eût persisté malgré la disparition de son tissu intérieur et de la peau ; car d'où lui serait venu le sang nécessaire à son alimentation ? D'ailleurs il n'est pas dit que cette gaîne se fût ouverte, qu'il en fût sorti des débris de tissu, et cette fonte dont parle l'auteur ne paraît être, même à la manière dont il s'exprime, qu'une hypothèse à l'aide de laquelle il explique la rétraction de l'organe.

M. Tanchou parle d'un homme qui, depuis quarante-deux ans, éprouvait de la difficulté à uriner et dont le canal paraissait rétréci dans toute son étendue. L'induration qu'on remarquait sur tout le trajet de l'urèthre s'étendait même au corps caverneux ; aussi en était-il résulté un raccourcissement de la verge. « Quand j'examinai Cornu, dit l'auteur, je fus frappé de l'exiguité du membre viril qui, au dire du malade, était considérablement diminué de volume ; on eût dit que les tissus qui formaient ce membre avaient été en partie résorbés, tant la peau qui l'entoure est flasque et le prépuce allongé » (TRAITÉ DES RÉTRÉC., etc., p. 120).

Cette diminution du corps caverneux a déjà été notée par plusieurs observateurs. M. Shaw, par exemple, dit que quelquefois la totalité du pénis s'atrophie et devient incapable d'érection (MED. CHIR. TRANS., t. X, p. 352). Or cette condensation du corps caverneux résulte d'un travail analogue à celui que nous avons signalé dans le tissu spongieux de l'urèthre.

Comme il est rare que des individus meurent à une époque rapprochée d'une uréthrite, on me demandera quelle preuve je puis donner que les phénomènes se passent de la manière que je viens de dire.

Je pourrais d'abord répondre que ma théorie a de plus que les autres l'analogie pour elle et demander quelle différence existe entre les gros et les petits vaisseaux pour que les phénomènes qui se passent dans les uns ne puissent avoir lieu dans les autres. Mais cette raison, qui n'est pas sans valeur, n'est pas la seule que je puisse apporter.

Assistant, en 1839, à la Charité, à l'autopsie d'un phthisique, je m'aperçus qu'il avait un écoulement par l'urèthre. J'examinai en conséquence les organes urinaires et je trouvai une inflammation caractérisée par une rougeur très vive de toute l'étendue du canal. Comme il y avait en outre un rétrécissement à l'origine de la portion membraneuse, j'ai conservé cette pièce, et maintenant qu'elle a macéré pendant plusieurs années dans l'esprit de vin, la rougeur a complètement disparu. Mais, à 7 ou 8 centim. environ du méat urinaire, on voit, dans l'étendue d'une pièce de 50 cent. une teinte d'un noir assez foncé. Cette teinte, qui est bien circonscrite, existe positivement dans le tissu spongieux de l'urèthre. Suivant moi, la macération a fait disparaître la rougeur de l'urèthre parce qu'elle était due à du sang encore libre dans ses vaisseaux, tandis que si la tache noirâtre n'a pas disparu, c'est qu'elle est due à du sang coagulé.

Je possède encore une autre pièce anatomique sur laquelle une teinte noirâtre uniforme occupe la portion membraneuse et le commencement du bulbe. L'urèthre a également blanchi par la macération dans tout le reste de son étendue (1).

Le nommé Coppe, âgé de 53 ans, entra à l'Hôtel-Dieu, le 6 juillet 1836, pour une rétention d'urine accompagnée d'une fièvre très forte. Il avait été traité pour le même accident au mois de février précédent. Il nous dit n'uriner avec difficulté que depuis quelques jours. La peau de la verge était rouge, érysipélateuse; celle du scrotum était saine; mais on sentait au périnée, sur le trajet de l'urèthre, une tumeur circonscrite, très douloureuse, plus longue d'avant en arrière que d'un côté à l'autre.

____

(1) J'ai fait voir ces deux pièces à la commission du prix d'Argenteuil.

On craignit qu'une crevasse ne se fût formée derrière un rétrécissement ; mais la sonde passa facilement, excepté peut-être au niveau de la tumeur, où l'on éprouva un peu de difficulté ; il fallait porter son bec légèrement à gauche. Au bout de peu de jours, le malade mourut.

D'après les auteurs, nous aurions dû rencontrer, au niveau de cette tumeur, un épanchement de lymphe plastique, de matière adhésive, gélatino-albumineuse, etc. (voy. plus haut). Or, nous avons tout simplement trouvé le bulbe considérablement gonflé ; ses parois avaient 15 millimètres d'épaisseur, et ses aréoles, très friables, étaient remplies de sang noir. Cette maladie s'étendait en décroissant, jusqu'à 3 centim. au devant du bulbe. Le canal était enflammé, et il n'y avait ni rétrécissement, ni crevasse de l'urèthre.

Je suppose actuellement que ce malade eût survécu, que serait devenu ce bulbe si fortement enflammé ? Que ses aréoles aient suppuré ou non, je doute qu'elles ne se fussent pas oblitérées.

Dans un autre cas, où, pendant le cours d'une maladie qui est devenue mortelle, le gland et l'urèthre étaient devenus le siége d'une inflammation violente, j'ai pu constater la coagulation du sang dans les tissus spongieux : un lavage très soigné et un séjour de plusieurs mois dans l'alcool n'ont pu le faire disparaître.

Si le sujet ne fût pas mort, que seraient devenues les aréoles obstruées ?

J'ai publié un Mémoire étendu sur les effets du séjour des sondes dans l'urèthre, et, sur ce sujet, j'avais pu faire beaucoup de recherches ; car on sait que, dans les hôpitaux, les rétentions d'urine sont encore généralement traitées par les sondes à demeure, et que beaucoup de ces maladies se terminent par la mort. Or, j'ai pu, dans ces cas, suivre toutes les phases du travail inflammatoire ; j'ai pu, dans les points les plus irrités par la présence de la sonde, et lors même que la muqueuse ne présentait pas de trace d'excoriation, constater la teinte noirâtre et l'épaississement du tissu spongieux, la coagulation du sang dans ses aréoles, et plus tard l'infiltration purulente. On voit, dans les Bulletins de la société anatomique (1836, p. 267) que, chez un homme qui avait porté pendant quelque temps une sonde à demeure, M. Lebert rencontra dans l'urèthre « cinq excoriations *superficielles*, n'intéressant que la muqueuse ; elles ont toutes, dit-il, cinq à six lignes de long ; la plus antérieure est à environ deux pouces du méat urinaire ; le tissu spongieux est plus ou moins *noir* ; en quelques endroits, il est *infiltré de pus*. »

Je demanderai encore : si le sujet eût survécu et que l'inflammation se fût arrêtée, que seraient devenues les aréoles de ce tissu ?

Ce qu'elles seraient devenues, on va le voir.

Plusieurs fois j'ai eu occasion d'ouvrir des sujets qui avaient porté, quelques années auparavant, des sondes à demeure, et très souvent j'ai rencontré, au lieu même où j'avais observé, sur d'autres, les phénomènes que je viens de décrire, une plaque de même forme, mais blanche, résultant de la condensation des parois de l'urèthre, qui là ne présentaient plus de traces d'aréoles. J'en ai publié un exemple dans mon MÉMOIRE SUR LES PERFORATIONS SPONTANÉES DE LA VESSIE. (GAZ. MÉD., 1836.) Quoique la paroi supérieure du canal ne participe ordinairement pas à l'altération et qu'elle conserve sa souplesse, je me suis assuré plusieurs fois qu'au niveau de ces plaques l'urèthre avait diminué de largeur, et c'est sans doute ce qui avait eu lieu dans le fait suivant, rapporté par M. Bermond :

« Un fou épileptique fut reçu dans les salles de M. Lallemand pour une coarctation très forte *située vers le milieu du canal*. Elle était manifestement le résultat, chose remarquable, de l'usage des sondes à demeure, auquel on avait soumis cet idiot, un an auparavant, pour s'opposer à une manie indomptable de masturbation. » (CONS. PRAT. SUR LES RÉTRÉC. DE L'URÈTH., p. 16.)

M. Civiale a avancé que la muqueuse de l'urèthre est saine au niveau des points rétrécis (GAZ. MÉD., 1842, p. 668) : c'est une erreur. Ce qui l'a sans doute porté à émettre cette assertion, c'est qu'il ne l'a pas trouvée rouge, épaissie et fongueuse, comme le prétendent quelques auteurs ; mais il n'en est pas moins vrai qu'elle a perdu ses caractères normaux : elle est mince, lisse et blanche ; elle participe aux caractères que nous venons de constater dans le tissu spongieux, avec lequel elle est alors intimement unie ; parfois même la muqueuse seule paraît altérée ; mais d'autres fois l'endurcissement envahit une certaine épaisseur du tissu spongieux, et l'envahissement ayant lieu plus profondément vers le centre, il s'en suit que le bord interne d'une coupe faite au canal offre une lame plus ou moins dense, plus ou moins blanche, plus épaisse dans son milieu et graduellement décroissante vers ses extrémités. Cette transformation partielle du corps spongieux s'observe particulièrement là où ce tissu a une certaine épaisseur, au bulbe par exemple, comme dans le cas emprunté plus haut à M. Lallemand.

Si l'on admet ce que j'ai dit au sujet du corps spongieux, la condensation de la membrane muqueuse ne nous présentera rien d'extraordinaire. Les muqueuses sont des membranes extrêmement vasculaires ; cette rétraction, qui s'opère même dans le derme lorsque la peau a été longtemps le siége d'une inflammation, devra donc s'y produire d'une manière très sensible, et elle explique pourquoi la muqueuse ne se fronce pas en plis longitudinaux, comme quelques auteurs l'ont supposé. Ce froncement, lorsqu'il en existe, n'a lieu que sur les bords du rétrécissement et dans les cas seulement où le passage du tissu morbide au tissu sain se fait brusquement. Une observation de M. Dalmas, rapportée par M. Lallemand (PERTES SÉM., t. I, p. 56), en offre un exemple : « A un pouce et demi du col de la vessie, dit l'auteur, rétrécissement formé par une véritable cicatrice lisse, dense, entourée de replis froncés qui se rendent vers ses bords. »

On assiste en quelque sorte au mécanisme de la formation des rétrécissemens, en observant ceux qui se développent au méat urinaire ; et, pour ne pas être suspecté d'arranger les phénomènes suivant les besoins de ma thèse, je vais exposer ce qu'en dit M. Bermond, élève de M. Lallemand : « Tantôt, ce sont des ulcérations vénériennes de cet orifice, dont les bords entraînés par un effort de cicatrisation viennent se confondre dans une étendue variable ; tantôt, sous l'influence d'une simple phlogose qui a déterminé dans l'extrémité du gland une augmentation de sensibilité, de volume et d'*afflux sanguin*, la congestion, *après avoir duré un certain temps*, laisse dans le tissu où elle s'est opérée une matière gélatino-albumineuse qui s'épaissit, s'organise et constitue un tissu nouveau. En saisissant avec l'extrémité des doigts la portion correspondante au méat, on sent que le tissu qui entre dans sa composition est devenu presque corné : c'est une sorte de noyau dur entourant l'orifice en manière d'anneau plus ou moins épais, contrastant par sa coloration blanchâtre autant que par sa consistance avec l'aspect rosé et la souplesse élastique du reste du gland. (SUR LES RÉTRÉC., etc., p. 14.) » Il n'y aurait rien à redire à ce tableau si l'auteur eût ajouté que, quand l'induration occupe une certaine épaisseur du gland, celui-ci se flétrit, se ratatine, en même temps que son orifice se rétrécit. On trouve cette circonstance mentionnée dans plusieurs observations.

Pour achever de démontrer la réalité des phenomènes que j'indique, nous allons les suivre pas à pas dans un tissu sur lequel il m'a été permis

de faire un grand nombre de recherches ; je veux parler du tissu musculaire. Ce tissu est également très vasculaire, au point que c'est au sang
qui le pénètre qu'il doit sa couleur (Bichat, ANAT. GÉN., t. II, p. 247),
et que « Lecat, Verheyen, Vieussens ont cru pouvoir conclure de leurs
observations que chaque fibre d'un muscle était l'assemblage de vaisseaux
d'un ordre particulier, continus aux artères et aux veines à l'endroit où
ces deux ordres de vaisseaux se confondent. » (Béclard, ADDIT., etc.,
p. 194.)

Or, bien qu'on ait douté jusque dans ces derniers temps que le tissu
musculaire fût susceptible d'inflammation (Béclard, Ibid., p. 215), je puis
au contraire soutenir qu'il en est assez souvent affecté, même spontanément. A la période la moins avancée que j'aie pu observer, il est noirâtre ; et si on l'examine avec attention, on voit que cette coloration est
due à une foule de petits points noirs, dont les plus volumineux sont évidemment formés par du sang coagulé dans de petits vaisseaux : un lavage
même assez prolongé ne peut les faire disparaître entièrement. Si l'inflammation persiste, à cette teinte noire se mêle une nuance grisâtre due au
pus qui se forme et qui se rassemble ensuite en foyer. Si cet état se rencontre rarement, c'est qu'avant d'en venir là, ou bien le muscle se rompt,
ou bien l'inflammation s'arrête. Dans ce dernier cas, on voit peu à peu la
couleur du tissu devenir plus claire, passer au rouge-brique ; le muscle
diminue en volume et en longueur ; en même temps sa dureté augmente, il perd sa contractilité et résiste davantage à l'instrument qui le
coupe ; enfin, si on l'examine à une période encore plus éloignée, on le
trouve complètement blanc, rétracté, ne formant plus qu'un faisceau très
mince, en un mot, complètement transformé en tissu fibreux.

Ne retrouvons-nous pas là ce que nous avons observé dans les tissus
muqueux, spongieux, dans les gros vaisseaux ?

C'est surtout chez les individus morts après avoir subi de grandes opérations que j'ai pu suivre une à une toutes ces phases, et c'est, je puis le
dire ici, la raison pour laquelle les chairs se rétractent toujours secondai-
rement, mais surtout quand la cicatrice tarde beaucoup à se faire, après
les amputations (1). C'est aussi, *je m'en suis assuré*, de cette manière

---

(1) On sait qu'après l'amputation des membres, surtout lorsque la réunion
n'a pas été immédiate, les muscles dégénèrent en cordons fibreux qui vont se
perdre dans la cicatrice. Comment a-t-on pu se demander si ce tissu fibreux, qui

que se raccourcissent, dans beaucoup de cas, les muscles qui ont eu pendant longtemps un foyer d'inflammation dans leur voisinage. Il est peu de chirurgiens qui n'aient vu la rétraction du sterno-mastoïdien et le torticolis à la suite d'abcès au cou, la rétraction des jumeaux et le pied-bot, à la suite de phlegmons du mollet, etc.

D'après ce que j'ai dit de la vascularité des muscles, on conçoit que, semblables aux vaisseaux d'un diamètre plus considérable, leurs capillaires s'oblitèrent par l'inflammation, se rétractent ensuite et amènent ainsi la transformation fibreuse du tissu dans lequel ils entrent en si grande quantité (1).

Enfin j'ajouterai, comme complément de ce qui précède, mais seulement à titre de présomption, que de tels changemens dans le système capillaire d'un tissu sont très probablement suivis d'une atrophie plus ou moins rapide de sa trame solide : à la disparition des molécules sanguines coagulées doit se joindre la résorption d'une partie des molécules organiques, et il est probable que cette résorption contribue, suivant le degré auquel elle est arrivée, aux différences de force avec laquelle, toutes choses étant supposées égales d'ailleurs, un tissu ainsi dégénéré résiste à la distension.

Je pourrais disserter ici sur les diverses espèces de rétrécissemens du vagin (2), du rectum, de l'œsophage, etc., et faire voir combien souvent leur formation se rapproche des phénomènes que nous venons d'analy-

---

s'étend quelquefois à de grandes profondeurs, ne tiendrait pas au racornissement d'une membrane de nouvelle formation, dite *pyogénique* ? (Serre, Traité DE LA RÉUNION IMMÉDIATE, p. 70.)

(1) Je suppose ici que le tissu musculaire a participé à l'inflammation ; cependant je crois que cette dernière condition n'est pas absolument nécessaire pour amener la rétraction. Ainsi, je pense que, par ce fait seul qu'un foyer inflammatoire existe dans son voisinage, un muscle peut entrer en contracture, et que cette contracture, si elle se prolonge, peut se transformer en rétraction. Celle-ci rentrerait alors dans un autre ordre de phénomènes parfaitement étudié par M. J. Guérin.

(2) On voit, d'après les idées que je viens d'exposer, que je ne partage pas celles de M. E. Péraire sur certaines dégénérescences fibreuses du col utérin et des parois du vagin. (Gaz. Méd. du 31 août 1844.) Pour moi, ces altérations résultent d'une transformation des tissus primitifs, et non de la condensation d'une sécrétion morbide. Je me base sur plusieurs pièces anatomiques examinées avec soin.

ser ; mais ce serait trop m'éloigner de mon sujet. Je reviens donc aux rétrécissemens de l'urèthre, et je dis qu'à l'exception de ceux qui sont dus
à une dégénérescence particulière des tissus, tels que scrofule et cancer,
tous ont, à divers degrés de perfection, de parachèvement près, la même
organisation ; c'est-à-dire qu'ils sont formés par un tissu fibreux, structure
qui succède, tantôt à un travail de cicatrisation, tantôt à la simple oblitération de la trame vasculaire par l'inflammation. Ils ne diffèrent donc que
par leur forme , leur étendue, leur étroitesse, leur dureté, leur siége et
leur nombre : ce sont ces différences que nous allons étudier.

CHAPITRE IV.

FORMES, VARIÉTÉS ET SIÉGE DES RÉTRÉCISSEMENS DE L'URÈTHRE.

L'altération qui constitue les rétrécissemens de l'urèthre peut occuper
une partie seulement ou la totalité de la circonférence de ce canal ; d'autres fois la coarctation participe de ces deux caractères, c'est-à-dire qu'elle
occupe toute la circonférence du canal, mais qu'elle est plus prononcée
d'un côté que de l'autre. Très peu de rétrécissemens légers sont réguliè-
rement circulaires (Shaw, MED. CHIR. TRANS., t. x, p. 344); mais je pourrais ajouter aussi que très peu de rétrécissemens prononcés n'occupent
qu'une partie de la circonférence du canal.

L'orifice, quelquefois central, se trouve ordinairement plus près d'un
côté que de l'autre et particulièrement de la paroi supérieure, à en juger
par les empreintes qu'ont fait dessiner Ducamp et M. Ségalas. On conçoit
que cette paroi qui est adhérente au corps du pénis obéisse moins que
l'inférieure, qui est libre, à la force centripète qui opère le rétrécissement;
mais je crois aussi avoir remarqué que l'altération de tissu existe plus
souvent et à un degré plus avancé sur la paroi inférieure. La fréquence
relative de cette disposition de l'orifice ne doit pas être oubliée lorsqu'on
pratique le cathétérisme en pareil cas.

Tantôt la coarctation se fait d'une manière abrupte, tantôt elle a lieu
insensiblement, en entonnoir. Whately décrit un rétrécissement long
d'un pouce, en partie dans la région bulbeuse et en partie au devant, et
s'élargissant graduellement vers ses extrémités. Il dit positivement que la

muqueuse et le tissu spongieux étaient plus fermes et plus durs dans ce point qu'ailleurs. (On strictures, etc., p. 109.)

Les rétrécissemens partiels n'ont, en général, que très peu d'étendue d'avant en arrière : ordinairement ils sont presque linéaires et n'occupent, dans le sens transversal, qu'un quart ou un tiers de la circonférence du canal, quelquefois un peu plus. Ce sont eux qu'on a désignés sous le nom de *brides* (Lafaye, Chopart, M. Amussat). Dans quelques cas, ils sont obliques : j'en possède un exemple parmi mes pièces anatomiques. et Ch. Bell en représente plusieurs dans le même urèthre (Engravings from specimens of morb. parts, pl. v, fig. 5). Parfois même ils sont longitudinaux, c'est-à-dire que l'altération a plus d'étendue en long qu'en travers. M. Amussat n'en a jamais vu de ce genre (Leçons, etc., p. 13); M. Vidal dit qu'on n'en a jamais constaté (Path. ext., t. v., p. 316); cependant, au dire de Desault (OEuv. chir., t. iii, p. 262), Morgagni, dont chacun connaît la scrupuleuse exactitude, en décrit des exemples; Chopart en parle, sans y insister il est vrai (Mal. des voies urin., t. ii, p. 93); Ch. Bell en a vu (On the diseases of the urethra; 3e éd.; p. 108); M. Lisfranc en cite (Thèse sur les rét. de l'urèthre, p. 40), et l'un des rédacteurs de la Gazette médicale (1833, p. 63) a rencontré une bride longitudinale de plus de 4 lignes. Quant à moi, je n'ai pas vu de bride semblable qu'on pût rapporter à une uréthrite simple ou blennorrhagique ; mais j'ai vu plusieurs f is, à la paroi inférieure de l'urèthre, ces plaques blanches accompagnées de rétrécissement, que j'ai dit succéder à la pression déterminée par les sondes, même élastiques, au niveau du ligament suspenseur de la verge. Dans quelques circonstances, on trouve des espèces de cicatrices rayonnées.

Les rétrécissemens circulaires offrent eux-mêmes plusieurs variétés : les uns n'ont que très peu d'étendue ; ils sont presque linéaires, comme si l'urèthre avait été étranglé dans cet endroit avec un fil ; d'autres fois, au contraire, ils occupent plusieurs centimètres ; on en a même vu envahir une grande partie du canal. La pl. x des Engravings de Ch. Bell représente une stricture de plus de 6 centim.; la pl. v, fig. 2, en représente une de 9 centim., et enfin on voit sur la pl. vi, fig. 4, un urèthre qui était rétréci dans toute son étendue à divers degrés. M. Ricord cite un cas de ce genre (OEuv. de Hunter, t. ii, p. 297, note). Le rétrécissement le plus étendu que j'aie vu n'avait que 3 centim.

Une chose à remarquer, c'est que les longs rétrécissemens ne sont le plus souvent que la réunion de plusieurs autres, autant du moins qu'on peut le présumer par les étranglemens qu'ils présentent presque toujours dans les divers points de leur étendue ; c'est ce que prouvent les injections de cire faites par Ch. Bell (op. cit., pl, iv et vi) et certaines explorations dont je parlerai plus loin. D'un autre côté, ces étranglemens étant souvent, ainsi que je l'ai dit plus haut, plus prononcés dans l'un des points de leur circonférence que dans les autres, et ce point ne correspondant pas toujours à la même paroi du canal, celui-ci devient en quelque sorte tortueux. J. Hunter en cite un exemple (Œuvres, t. ii, p. 297).

Un rétrécissement peut-il arriver à l'oblitération complète ? M. Amussat le nie (Leçons etc., p. 69). Cependant Alliés cite un homme de 30 ans dont l'urèthre était oblitéré au niveau du gland, de manière qu'il n'en restait aucun vestige jusqu'à la fosse naviculaire ; l'urine passait par deux fistules (Mal. de l'urèthre, p. 73). Chopart en a observé un autre exemple sur le cadavre d'un sujet de 50 ans. « Il avait des fistules au périnée et au scrotum compliquées de callosités très sensibles à l'extérieur, fort épaisses dans les trajets fistuleux et qui aboutissaient à une seule ouverture de l'urèthre, près de la partie moyenne du scrotum. L'oblitération du canal commençait au-dessus de la fosse naviculaire et avait plus d'un pouce de longueur. Dans cet espace, le canal était parfaitement interrompu ; il n'y avait ni cavité ni sinus. *Cette partie était dure, calleuse et d'une forme tendineuse.* Au-dessus de l'oblitération, du côté du scrotum et du périnée, les parois du canal présentaient des duretés et des nodosités par intervalles ; la cavité était si rétrécie qu'elle ne permit pas le passage d'un menu stylet ; mais, dans le col vésical où la portion embrassée par la prostate, une algalie ordinaire pût facilement y passer (Mal. des voies urin., t. ii, p. 568). » M. Delmas a également trouvé une oblitération complète sur un homme mort à l'Hôtel-Dieu, à la suite d'une vaste infiltration urineuse (Thèse de M. Salles, 1824). M. Bosc a présenté à la Société anatomique un rétrécissement de plusieurs lignes avec oblitération complète : « Le stylet le plus fin, dit-il, n'y put pénétrer, et pas une goutte d'urine n'en est sortie depuis quatre ans. » La portion membraneuse communiquait avec des fistules (Bull., 1827, p. 89).

Nonobstant ces quelques faits, il faut convenir que les cas d'oblitération complète sont extrêmement rares, et, pour ma part, je n'en ai jamais rencontré. Le plus fin que j'aie vu est une pièce anatomique que je conserve et où je ne pus faire passer qu'une soie de sanglier.

Entre un rétrécissement commençant et l'état dont je viens de parler, le diamètre du canal peut offrir une foule de degrés. Lorsque le rétrécissement n'est que partiel (et j'ai dit ce que j'entends par ce mot), son aire a nécessairement encore une certaine étendue, puisque sa circonférence se compose des parties saines des parois uréthrales et, en outre, de la partie altérée ; il doit d'ailleurs céder facilement à la dilatation, puisqu'une partie des tissus qui le circonscrivent conserve sa souplesse naturelle. Mais quand la transformation fibreuse occupe toute la circonférence, alors la rétraction n'a pour ainsi dire plus de bornes et le rétrécissement offre une rigidité quelquefois très considérable. Il est facile de comprendre d'après cela qu'il est incapable de se contracter spasmodiquement, comme le croient plusieurs chirurgiens.

Le plus souvent il n'existe qu'une seule stricture ; cependant il n'est pas rare d'en rencontrer plusieurs : Ducamp en a trouvé 5 sur le même sujet, J. Hunter 6, M. Lallemand 7 et Collot 8. J'ai traité depuis quelques mois deux individus qui devaient en avoir au moins 6 ou 7 ; mais l'un d'eux seulement en avait une d'une certaine étendue.

A en croire quelques auteurs, et à en croire surtout leurs mesures, les rétrécissemens de la région prostatique et même du col de la vessie ne seraient pas rares ; car la longueur du canal dépasse rarement 17 centimètres ou 6 pouces environ : je ne l'ai vu que deux ou trois fois, et dans des cas d'engorgement prostatique seulement, avoir de 20 à 24 cent.; or, dans 14 des observations de M. Lallemand, la distance du méat au rétrécissement atteignait ces dernières mesures (OBS. SUR LES MAL. DES ORG. GÉN. URIN., 1825).

Boyer regarde la portion membraneuse comme le siége de prédilection de cette maladie (MAL. CHIR., t. IX).

D'un autre côté, Desault a dit que la partie la plus susceptible de rétrécissement est celle qui avoisine le bulbe ; il a seulement ajouté qu'on en trouve cependant quelquefois au-devant du bulbe et *très rarement au-delà*. (ŒUV. CHIR., t. III, p. 263). J. Hunter, sans nier qu'il ne puisse s'en former au-delà du bulbe, dit n'en avoir jamais vu (ŒUV., t. II, p. 298). M. Shaw n'en a également jamais trouvé dans la dissection de plus de 100 individus dont l'urèthre était coarcté (MED. CHIR. TRANS., t. XII) Sœmmering nie formellement la possibilité des rétrécissemens prostatiques

(MAL. DE LA VESSIE, etc., p. 165). M. Amussat est encore allé plus loin en disant que les rétrécissemens organiques n'existent jamais au-delà du bulbe (LEÇONS, p. 22).

A mon avis, l'opinion de Desault est la plus conforme à la vérité. M. Lallemand, dans les cas auxquels j'ai fait allusion précédemment, a évidemment pris pour des rétrécissemens des affections de la prostate ou du col de la vessie qui en étaient bien distinctes. D'un autre côté, il existe quelques faits qui démontrent que l'assertion de Sœmmering et de M. Amussat est un peu trop exclusive. Je ne citerai pas comme autorité cette phrase prêtée sans doute à A. Cooper par le rédacteur de ses leçons, que « le plus ordinairement on rencontre les rétrécissemens au commencement du bulbe, à la portion membraneuse et dans la glande prostate elle-même » (LECTURES, etc., p. 471) ; mais R. Allan en a figuré un qui se trouve à 6 ou 7 millim. au dessus du bulbe (A SYST. OF PATHOLOGY, etc., 1819, fig. I) ; Crosse a également donné la description et le dessin d'un rétrécissement de la portion membraneuse. Moi-même, j'ai rencontré à l'Hôtel-Dieu, en 1839, une stricture commençant immédiatement au dessous de la prostate, en s'étendant dans le bulbe : on ne trouvait plus, à la place de celui-ci, qu'un tissu blanchâtre et fibreux. On lit, dans les BULLETINS DE LA SOCIÉTÉ ANATOMIQUE (1835, p. 12) : « M. Lediberder présente un rétrécissement de l'urèthre long d'un pouce et demi. Le canal a, dans ce point, deux tiers de ligne de diamètre ; sa surface est lisse, parsemée de petites cicatrices linéaires ; en avant existe une ulcération grisâtre, ovalaire. Au delà du rétrécissement, *qui est placé à la région prostatique*, le canal présente une dilatation en entonnoir, dont le sommet correspond au commencement du rétrécissement. » Enfin, M. Vottens a rapporté un cas où il y avait un rétrécissement de la région prostatique et réduction de la prostate au volume d'une noisette. Ce fait n'est pas aussi probant que le précédent, parce qu'il ne fut pas constaté par l'autopsie ; cependant M. Vottens se croit en droit de conclure qu'il en était ainsi, d'après les explorations qu'il fit par le rectum, par la partie antérieure de l'urèthre, par une fistule qui avait été pratiquée à l'hypogastre pour donner écoulement à l'urine et d'après les remarques qu'il a pu faire en pratiquant la taille périnéale pour un calcul de la vessie. (GAZ. MÉD., 1841, p. 618.)

Ainsi, l'origine du bulbe est l'endroit où les rétrécissemens sont le plus fréquens ; c'est là qu'on en trouve cinq fois sur six, d'après Ducamp, et même lorsqu'on en trouve dans quelque point du canal, il est rare que celui-ci n'en présente pas quelque trace ; mais on en rencontre aussi en deçà et même quelquefois au delà.

Pourquoi cette prédilection pour l'origine du bulbe ?

Ce n'est pas parce que l'inflammation est plus intense là qu'ailleurs ; car, dans les blennorrhagies aiguës (et c'est aux blennorrhagies que les rétrécissemens succèdent le plus souvent), c'est dans la fosse naviculaire que l'inflammation est le plus vive et le plus tenace, et, dans les phlegmasies chroniques, l'affection paraît en général d'autant plus prononcée qu'on porte ses explorations plus près du col de la vessie. Ce n'est pas parce que le faisceau musculaire de Wilson maintient cette partie dans un état habituel d'occlusion, car c'est plutôt sur la portion membraneuse que ce faisceau exerce son action (1). Voici une explication que je vais hasarder sans y ajouter une grande importance.

D'après ma théorie, un tissu sera d'autant plus disposé à se rétracter et se rétractera d'autant plus vite qu'il est plus vasculaire. Je suppose donc qu'une inflammation entretenue dans la région prostatique par les follicules de la glande, s'étende jusque dans le bulbe, que devra-t-il arriver ? La région prostatique ne se rétrécira pas, parce qu'elle est fortement maintenue en état de tension par le corps même de la glande qui lui forme, pour ainsi dire, un squelette extérieur. Il est presque nécessaire que cette glande ait été détruite, au moins en partie, pour que la portion de l'urèthre qui la traverse diminue notablement de diamètre : c'est ce qui se trouve noté dans l'observation de M. Vottens que je citais il n'y a qu'un instant. La région membraneuse pourra se rétracter, mais elle le fera faiblement et avec lenteur, tandis que la portion la plus reculée du bulbe se rétractera beaucoup plus tôt, en raison de son énorme vascularité.

Je suppose même qu'un travail identique se passe dans les parois de ces deux portions du canal, qu'arrivera-t-il ? C'est que la portion bulbeuse se rétrécissant plus vite que la portion membraneuse, la rétraction de celle-ci se trouvera arrêtée dans ses progrès par l'obstacle que rencon-

---

(1) Les idées de M. Gosselin relativement à l'existence d'un anneau de fibres musculaires entourant la portion membraneuse immédiatement au dessus de l'aponévrose moyenne du périnée, ne jetteront-elles pas quelque jour sur ce sujet, si elles se confirment ?

trera l'urine au passage de la partie la plus étroite. Il pourra même se faire que celle-ci se dilate sous cette influence, et que la transformation qu'elle aura éprouvée favorise cette dilatation ; car, si les tissus fibreux se rétractent lorsqu'ils sont abandonnés à eux-mêmes, ils s'étendent, au contraire, quand ils sont soumis à un effort de distension prolongé ou souvent répété. Je crois avoir démontré que les dilatations partielles du cœur résultent d'une transformation du tissu musculaire au tissu fibreux, et que c'est à l'extensibilité de ce nouveau tissu continuellement mise en jeu par le sang, qu'est due la poche anévrismale.

Ce qui semble prouver la vérité de ce que je viens de dire au sujet de la portion membraneuse, c'est que j'ai vu plusieurs fois l'altération du tissu qui constituait un rétrécissement au bulbe s'étendre à la portion membraneuse qui n'avait nullement perdu de son diamètre.

Mais en voilà assez sur ce que je ne regarde moi-même que comme une hypothèse.

Les points les plus souvent rétrécis, après le bulbe, sont la fosse naviculaire, puis la région correspondante à la racine des bourses, enfin le méat urinaire. Les points intermédiaires sont plus rarement affectés.

Quant au col de la vessie, je n'en connais pas un seul exemple avéré, à moins qu'il n'en soit véritablement ainsi du suivant, que j'extrais de l'ouvrage de Chopart : « Un homme de 55 ans avait une rétention d'urine qui me parut provenir d'un rétrécissement du col de la vessie. Il me fut impossible d'introduire dans ce viscère aucune espèce de sonde. Il s'écoula beaucoup de sang de l'urèthre. L'excessive distension de la vessie et les autres accidens me déterminèrent à faire la ponction au dessus du pubis. Les urines furent évacuées ; mais l'inflammation s'était étendue dans le ventre, et le malade mourut le troisième jour de la ponction. Nous avons trouvé les parois de l'urèthre calleuses en plusieurs endroits, le verumontanum durci, le col de la vessie dévié à droite et soulevé, *son canal si rétréci qu'un stylet pouvait à peine y passer* ; ses parois denses étaient confondues avec la prostate, qui était endurcie et beaucoup plus grosse à sa partie latérale gauche qu'à sa droite. La tunique interne de la vessie présentait plusieurs colonnes fermes, et l'on y voyait quelques appendices cellulaires (loc. cit., p. 293). »

J'ai fait voir ailleurs que presque tous les prétendus rétrécissemens de la région prostatique et du col de la vessie n'étaient que des engorgemens séniles de la prostate ou des valvules vésico-uréthrales. Il est actuellement bien démontré que, dans le premier cas, l'urèthre, loin d'être rétréci, comme le croyaient beaucoup d'auteurs, est dilaté, et que, dans tous deux, la rétention d'urine ne tient qu'à une déviation du canal, à un défaut de parallélisme entre lui et son orifice interne.

Toutefois, je ne suis pas éloigné de croire que, dans le fait que je viens de citer, cet orifice était véritablement rétréci ; ses bords étaient *denses et confondus avec la prostate qui était endurcie ;* sa déviation à droite et le moindre volume du lobe correspondant me portent à croire que cette partie de la glande avait été détruite en partie par la suppuration. L'endurcissement du verumontanum et les callosités de l'urèthre témoignent encore de l'existence d'une inflammation intense à une époque plus ou moins éloignée. Je rappellerai ici ce que j'ai dit à propos de l'observation de M. Vottens (p. 44).

CHAPITRE V.

COMPLICATIONS ET EFFETS DES RÉTRÉCISSEMENS DE L'URÈTHRE.

Il n'est pas rare de trouver les rétrécissemens de l'urèthre accompagnés de complications.

Quelquefois, c'est une rougeur inflammatoire existant dans une étendue plus ou moins considérable du canal. Si on ne la rencontrait que derrière le point rétréci, on pourrait croire qu'elle est simplement l'effet de l'irritation opérée par l'urine derrière le rétrécissement ; mais on la trouve souvent au devant, et même chez des individus qui n'ont encore été soumis à aucun traitement local. Il faut donc croire qu'alors cette inflammation est, ou bien un reste de celle qui a donné lieu au rétrécissement, ou bien le résultat de quelque vice général appelé et fixé dans ce point par l'inflammation primitive ou par le rétrécissement lui-même. Souvent cette complication ne s'accompagne pas d'écoulement, ou plutôt la sécrétion est si peu abondante qu'elle n'est expulsée qu'avec les urines ; mais, en revanche, il en résulte, dans le canal, une sensibilité très vive qui rend le traitement extrêmement difficile.

Mais les complications les plus fréquentes sont celles qui résultent de l'obstacle apporté au cours de l'urine par le rétrécissement.

Lorsque ce liquide, pressé par les contractions de la vessie, est arrêté par un obstacle, il exerce une pression qui dilate le canal ; mais, à moins que le passage ne soit tout à fait imperméable, l'urine finit par s'écouler, les parois reviennent sur elles-mêmes, et, comme cette pression ne s'exerce qu'à intervalles assez éloignés, il est probable qu'il n'en résulterait pas de si tôt une dilatation un peu considérable, si un travail inflammatoire ne venait détruire l'élasticité des tissus.

Quelquefois une ulcération se forme derrière la coarctation et détruit, en partie ou en totalité, l'épaisseur des parois uréthrales ; on en a même vu détruire le rétrécissement (Ch. Bell, ENGRAVINGS, etc., pl. v., fig. 1). Dans ce dernier cas, le cours de l'urine pourrait se rétablir spontanément ; mais, dans le premier, les résultats ne sont pas aussi heureux ; ils varient d'ailleurs suivant que l'ulcération se fait plus ou moins vite : si elle a marché avec une certaine lenteur, les tissus ayant eu le temps de se condenser avant de se trouver en contact avec l'urine, il ne se forme qu'un abcès circonscrit qui finit ordinairement par s'ouvrir au-dehors et donne lieu à une fistule urinaire. Si la destruction des parois de l'urèthre s'est faite rapidement, alors l'urine s'infiltre dans le tissu cellulaire qui unit les divers organes, s'étend au loin et détermine des eschares dont la chute donne lieu à des dénudations effrayantes.

Mais presque toujours, avant que ces accidens arrivent, avant même que la dilatation de l'urèthre soit devenue un peu considérable, les lacunes de Morgagni se sont élargies et ont formé de petites cavités accessoires : j'en ai vu se partager en deux embranchemens qui se dirigeaient, l'un en haut, l'autre en bas, à plus d'un centimètre de profondeur. Est-ce par ces lacunes que commencent les ulcérations dont je viens de parler ? cela me paraît probable dans bon nombre de cas ; mais je ne sache pas qu'on en ait acquis la certitude directe.

Il n'est pas rare de voir les orifices des canaux éjaculateurs se dilater et laisser écouler la semence sans obstacle. Les conduits excréteurs de la prostate présentent souvent une disposition pareille ; on a même vu cette glande ne plus former qu'une coque où l'urine pénétrait largement. Il est inutile de dire que, par son séjour dans ces cavités, l'urine peut y déterminer de graves désordres ; mais je ne puis passer sous silence l'arrêt ou le dépôt de matières calculeuses, ce dont on possède de nombreux exemples. Tantôt ces matières forment une couche unie intimement avec les parties les plus superficielles des parois ; tantôt elles déterminent des calculs isolés siégeant dans le canal même ou dans les parties qui communiquent avec lui. Ch. Bell a fait représenter un rétrécissement existant à 4 centimètres au-devant du bulbe. Derrière cette coarctation, le canal est très dilaté et sillonné par un dépôt irrégulier de matière calculeuse. On y voit une petite pierre de 6 millim. de diamètre qui, étant libre pendant la vie, se trouvait poussée par le courant de l'urine contre la stricture et s'opposait à l'issue de ce liquide. La prostate est dilatée en forme de sac et réduite à sa membrane fibreuse; cette poche communique avec l'urèthre par deux trous de 6 millim. de diamètre environ et contient un petit calcul libre. Une crevasse de la portion membraneuse et un épanchement d'urine amenèrent la mort après 40 jours de souffrances (ENGRAVINGS, etc., pl. IX, fig. 2).

Excepté la dilatation de ses conduits et quelquefois la formation d'abcès dans son épaisseur, la prostate est rarement altérée. D'après ce qu'on a dit de la nature inflammatoire de l'hypertrophie dont cette glande est si souvent le siége dans un âge avancé, il semblerait que cette altération dût être fréquente lorsque l'urèthre est affecté de rétrécissement. C'est effectivement ce qu'on a dit, et c'est à tort, selon moi. J'ai même remarqué, y avait-il seulement coïncidence? j'ai remarqué que chez certains vieillards affectés de rétrécissement et dont j'ai fait l'autopsie, la prostate était moins volumineuse, son tissu moins altéré que l'âge seul du défunt aurait dû le faire supposer. Qu'il me soit permis de m'arrêter un peu plus longtemps sur cette complication que sur les précédentes.

Depuis que j'ai signalé pour la première fois, au commencement de 1839 (DE L'INFL. QUE LE RÉTRÉCISS., etc., p. 17), le peu d'action des strictures uréthrales sur le développement de la prostate, mon assertion a été le sujet de plusieurs critiques, et cependant des faits nombreux m'ont paru la confirmer. J'ai déjà fait voir que ceux d'E. Home à l'appui d'une opinion diamétralement opposée, sont bien loin de m'être contraires, et que, dans le seul cas qui fût éclairé par l'autopsie, la prostate était si peu gonflée que l'auteur ne peut s'empêcher d'en témoigner sa surprise (voir mes RECHER. SUR LES MAL. URIN. DES HOMMES AGÉS, p. 202). Le même auteur parle dans son TRAITÉ DES RÉTRÉCISSEMENS DE L'URÈTHRE d'un homme de 32 ans, affecté de deux strictures, dont l'une occupait le bulbe, et qu'il avait cautérisées tous les deux jours, pendant plusieurs mois. Ce malade mourut à la suite de graves désordres produits dans l'urèthre par le caustique, et, malgré tout cela, la prostate était presqu'à l'état naturel (Ducamp, TRAITÉ DES RÉTENT. D'URINE, deuxième édit., p. 165). Dans les BULLETINS DE LA SOCIÉTÉ ANATOMIQUE (1842, p. 285) se trouve l'observation d'un homme de 46 ans, qui, affecté d'un rétrécissement au bulbe et d'un autre plus en devant, offrit, après la mort, une prostate *d'un petit volume et saine*. Chez un vieillard *de 63 ans*, dont le bulbe était le siége d'un rétrécissement fibreux extrêmement dur, M. Pétrequin trouva que la prostate était *peu tuméfiée* et ne présentait rien de notable (EXAMIN. MÉD., t. II, p. 253).

D'un autre côté, je ne connais pas une seule observation bien décrite où l'on ait trouvé, à l'autopsie, un rétrécissement et la prostate beaucoup plus volumineuse que l'âge du sujet ne le comportait. Presque toujours on s'en est rapporté à des observations incomplètes, et ce qu'on a souvent pris alors pour un engorgement de la prostate était un obstacle déterminé, au col de la vessie, par une de ces valvules musculaires qui font le sujet spécial de mon dernier ouvrage. (RECH. SUR UNE CAUSE FRÉQUENTE ET PEU CONNUE DE RÉT. D'URINE.)

En effet, depuis que j'ai fixé mon attention sur cette complication, j'en ai rencontré plusieurs exemples.

Je possède une pièce pathologique présentée à la Société anatomique dans le but de démontrer comment un faible rétrécissement suffit pour provoquer une rétention complète. Le sujet avait été obligé d'entrer à l'hôpital, où on lui avait mis une sonde à demeure, et il n'avait pas tardé à succomber. A l'autopsie on n'avait pu trouver, pour expliquer la dysurie, qu'une bride à peine perceptible ; mais je fis voir que le bord postérieur du col de la vessie formait une valvule musculaire assez saillante pour en fermer complètement l'orifice, lorsqu'on remettait les parties en place.

En parcourant mes plus anciennes observations, celles qui ont, par conséquent, été recueillies à l'abri de toute vue systématique, voici ce que je trouve :

Sur un sujet âgé de 55 ans, mort en 1834 des suites d'un rétrécissement traumatique de l'urèthre, avec fistules, etc., deux fausses routes avaient été pratiquées dans le bord postérieur du col de la vessie. Cette circonstance me paraît indiquer une saillie exagérée de ce bord ; et comme je n'ai rien noté du côté de la prostate, il est probable qu'elle n'offrait rien de particulier.

Chez un vieillard de 78 ans, mort, le 14 octobre 1834, avec un rétrécisse-

ment de 2 centim. au méat, j'ai noté que la prostate et la région prostatique
ne présentaient rien de remarquable, mais qu'au niveau du col on voyait
le canal se porter en avant, de telle sorte que la lèvre postérieure anti-
cipait sur l'antérieure.

En 1836, je fis à l'Hôtel-Dieu, avec M. Rampon, mon collègue, l'autopsie d'un vieillard affecté depuis quinze ans d'un rétrécissement uréthral qu'on avait traité deux fois par la dilatation. A son entrée à l'hôpital, on avait été obligé d'employer une certaine force pour passer le
rétrécissement, et même, ce premier obstacle franchi, on avait éprouvé
une telle résistance pour entrer dans la vessie, qu'on avait courbé une
sonde métallique. Nous avons trouvé, au niveau de la symphyse pubienne, un rétrécissement blanc et fibreux de 6 millim. Au niveau même
de ce rétrécissement et dans sa paroi supérieure commençait une fausse
route encore suppurante, et qui, traversant le lobe gauche de la prostate,
allait s'ouvrir dans la vessie. Au-dessous de cette glande, la fausse route
communiquait avec l'urèthre, qui était dilaté derrière le rétrécissement,
et avec plusieurs foyers purulens très étendus. Le bord postérieur du col
de la vessie formait une saillie de 6 millimètres d'arrière en avant, et,
au-dessous de cette valvule, dans sa propre substance, existait un commencement de fausse route.

Le 5 août 1839, suivant la clinique de M. Velpeau, j'assistai à l'autopsie d'un sexagénaire entré la veille pour une rétention d'urine, et qui
n'avait pu être sondé par l'interne de garde. A 3 centimèt. au-devant du
bulbe existait un rétrécissement très étroit, mais long seulement de 3 millim. La muqueuse était très blanche en ce point, et cette blancheur s'é-
tendait jusqu'à plus d'un centim. du côté du gland, diminuant insensiblement. Le tissu spongieux participait à cette altération, et il était d'autant
plus blanc et plus dépourvu d'aréoles qu'on s'approchait davantage du
rétrécissement. Là il était fibreux et avait beaucoup perdu de son épaisseur. Derrière le rétrécissement, l'urèthre était un peu dilaté; la muqueuse y était rugueuse, chagrinée et hérissée de petits mamelons d'une
couleur plus foncée à leur sommet que dans les intervalles. Au niveau du
rétrécissement et dans la paroi supérieure, commençait une fausse route
récente, d'un centim. de profondeur. Toute la portion membraneuse,
depuis le bulbe jusqu'à la prostate, était disséquée par un abcès à parois
noirâtres et sans communication apparente avec l'urèthre. La prostate
était *très petite, n'avait pas 2 centimètres de haut en bas*, et cependant

le bord postérieur du col formait une saillie valvulaire plus forte que naturellement, ce qui déterminait au-dessous d'elle un enfoncement bien marqué. Vessie peu malade et hypertrophiée.

Enfin sur un sujet de 55 ans dont j'ai déjà parlé et qui portait un rétrécissement de la portion membraneuse et du bulbe, le bord posterieur du col formait une saillie transversale que la présence des sondes avait creusée en gouttière. La prostate n'avait que le volume de celle d'un adulte.

En résumé, on voit, d'une part, que l'hypertrophie de la prostate dont on croyait les rétrécissemens fréquemment compliqués, n'en est au contraire qu'une complication très rare, si rare même qu'il semble que ces rétrécissemens s'opposent au développement de la glande. D'un autre côté, on voit qu'ils s'accompagnent souvent d'une saillie du bord postérieur du col, de ces valvules musculaires sur lesquelles j'ai attiré l'attention dans un précédent ouvrage (RECH. SUR UNE CAUSE, etc.). J'ai dit quelques mots sur l'origine de ces valvules en parlant des déviations spasmodiques de l'urèthre. J'aurai encore occasion de revenir sur ce sujet à propos des symptômes et du traitement; on en comprendra alors toute l'importance.

Il me resterait à parler, dans ce chapitre, des complications qui peuvent survenir du côté des organes génitaux, ainsi que dans le reste de l'appareil urinaire ; je devrais traiter de l'irritabilité de la vessie, de son hypertrophie, de son inertie consécutive, de sa dilatation, de son inflammation et de ses perforations, de l'inflammation des uretères et des reins, des calculs urinaires, etc.; mais ces diverses maladies, en tant qu'effet des rétentions d'urine, ont déjà été étudiées par moi dans l'ouvrage que je viens de citer ; ce serait donc me répéter que de les exposer ici. Qu'il me soit seulement permis de rappeler d'une manière spéciale certaines perforations qui s'opèrent spontanément au fond des alvéoles dont la vessie des personnes affectées de dysurie prolongée est presque constamment le siége, perforations qui, à elles seules, sont beaucoup plus fréquentes que toutes les autres réunies, et qui cependant avaient passé inaperçues avant la publication de mes travaux (voir mon MÉMOIRE SUR CERTAINES PERFOR. SPONTANÉES DE LA VESSIE NON DÉCRITES JUSQU'A CE JOUR. GAZ. MÉD., 1836, p. 257, 273 et 847.)

CHAPITRE VI.

CAUSES DE RÉTRÉCISSEMENS DE L'URÈTHRE.

D'après ce que j'ai dit précédemment, il est évident que toutes les causes capables d'ulcérer ou d'enflammer l'urèthre peuvent, par cela même, y déterminer des rétrécissemens. C'est pourquoi je ne m'étendrai pas sur ces causes qui sont généralement connues ; je dirai seulement, en peu de mots, que le virus blennorrhagique, pour être la plus fréquente, n'est pas la seule, et que bien d'autres produisent les mêmes effets, telles que le coït avec certaines femmes affectées de flueurs blanches, les excès de masturbation, certains vices généraux qui, venant s'ajouter aux causes locales, les rendent plus actives et plus rebelles, je veux parler des vices dartreux, scrofuleux, etc., dont M. Civiale a nié à tort l'influence. (MAL. DES ORG. GÉN. ET URIN., t. I, p. 151.)

Ajoutons à cela les chancres, surtout pour les rétrécissemens du méat, les contusions, principalement celles qui ouvrent aux urines une voie pour se répandre dans le tissu spongieux, cette manœuvre au moyen de laquelle certains individus croient se guérir d'une chaude-pisse cordée et qui, en redressant la verge, déchire l'urèthre, toute opération qui intéresse les parois de ce canal, notamment dans sa région spongieuse, et surtout encore si la cicatrisation tarde beaucoup à se faire, le séjour de corps étrangers introduits par lubricité ou comme moyen de traitement, le passage de calculs ou fragmens de calculs volumineux ou garnis d'aspérités, les fausses routes, etc.

Toutefois, par ce que des causes autres que la blennorrhagie peuvent amener des rétrécissemens de l'urèthre, on aurait tort de nier, comme l'a fait J. Hunter, l'influence de celle-ci dans leur production (ŒUV., t. II, p. 299). Certainement la blennorrhagie en est la cause la plus ordinaire; mais ce n'est que comme inflammation et non pas par une action spécifique ; aussi tout ce qui peut provoquer une inflammation du canal, peut amener le même résultat. Rien donc d'étonnant que Hunter en ait rencontré vers la portion membraneuse d'un sujet de 19 ans, qui en était atteint depuis huit années et dont la constitution était *scrofuleuse*, les lèvres épaisses, les yeux malades et l'une des cornées opaques. (Loc. cit.)

Le même auteur a encore fait une autre objection : « On ne voit jamais, dit-il, les rétrécissemens se former pendant la durée de l'inflammation vénérienne, ni même dans les premiers temps qui suivent sa cessation. On a vu s'écouler trente et quelquefois quarante ans entre la guérison d'une gonorrhée et le début d'un rétrécissement. (*Ibid.*) »

Nous avons déjà vu que loin d'être une objection, cette circonstance s'accorde merveilleusement avec ce que j'ai dit sur la pathogénie de cette affection : si elle consistait en un dépôt de fausses membranes, en un engorgement inflammatoire des tissus, en une congestion vasculaire, c'est au plus fort de l'inflammation que les effets du rétrécissement devraient se faire le plus sentir ; mais non, c'est un effet consécutif, un effet pour ainsi dire de la guérison.

Nous verrons d'ailleurs plus loin que souvent un rétrécissement arrive à une très grande étroitesse sans amener des dérangemens bien marqués, et que ce serait une grande erreur que de faire dater le début du mal du jour où les malades ont commencé à s'en plaindre, ou même à s'en apercevoir.

CHAPITRE VII.

SIGNES DES RÉTRÉCISSEMENS DE L'URÈTHRE.

Peut-on, dans quelques circonstances, prévoir la formation d'un rétrécissement de l'urèthre ?

D'après ce que j'ai dit, on peut le prédire presque à coup sûr quand le canal a été intéressé par une plaie contuse ou par une plaie simple qui a suppuré pendant longtemps.

Mais il n'en est pas de même à la suite d'une inflammation vénérienne ou spontanée.

D'abord cette inflammation, et beaucoup s'en faut, n'est pas inévitablement suivie de coarctation ; ensuite, ni sa durée, ni son intensité ne peuvent servir de base rigoureuse à nos présomptions.

En général cependant lorsqu'une blennorrhagie se prolonge pendant longtemps, accompagnée d'un écoulement abondant, on a fort à craindre un rétrécissement de l'urèthre ; tandis que les inflammations qui ne sont pas ou presque pas accompagnées de suintement sont plutôt suivies de valvule au col de la vessie ; néanmoins je ne donne pas cela comme une règle absolue.

D'un autre côté, quand une inflammation s'étend au-delà de la muqueuse et qu'elle envahit le tissu spongieux, on doit encore redouter un rétrécissement. Toutefois cette affection n'est pas aussi fréquente après la chaude-pisse cordée que ce que je viens de dire pourrait porter à le croire, peut-être parce que l'inflammation du tissu spongieux s'accompagne alors de phénomènes tels qu'on néglige rarement les moyens d'y mettre un terme le plus promptement possible.

Mais lorsque la phlegmasie du tissu spongieux est très bornée, elle n'a pas les mêmes effets. Il n'est pas rare effectivement d'observer pendant le cours d'une blennorrhagie, une petite tumeur dure et assez sensible sur le trajet de l'urèthre ; mais comme elle a peu d'étendue, elle ne gêne pas sensiblement pendant l'érection et les malades ne s'en occupent que fort peu. L'inflammation poursuit donc sa marche, et l'oblitération, la suppuration même des aréoles peuvent s'ensuivre. C'est ainsi que se forment ces petits abcès qui s'ouvrent tantôt extérieurement, tantôt et plus souvent du côté du canal. Il paraît qu'on en observe souvent de ce genre chez les jeunes filles à l'hôpital du Midi, et que quand ils sont vidés et qu'ils s'effacent, il se forme à leur place une bride ou une dépression, (Vidal, PATH. EX., t. v, p. 319.)

Comment se font ces inflammations partielles ? c'est ce qu'il serait, je crois, difficile de dire ; cependant il est à croire qu'elles ont pour point de départ une de ces lacunes qui s'enfoncent quelquefois profondément dans les parois de l'urèthre. On conçoit en effet que le travail morbide envahisse alors les aréoles adjacentes jusqu'à une certaine distance et qu'il en résulte les engorgemens plus ou moins circonscrits qu'on sent extérieurement. J'ai communiqué mes craintes à plusieurs malades qui se trouvaient dans ce cas, et j'ai vu, au moins une fois, mes prévisions se réaliser ; quant aux autres, je n'en ai pas entendu parler. Est-ce à dire pour cela qu'il n'en a pas été ainsi ? nullement ; car il pourrait se faire que ces malades se fussent adressés ailleurs, ou bien que le rétrécissement ne fût pas encore arrivé, au moment où je parle, à un degré assez avancé pour devenir sensible. D'ailleurs ces engorgemens circonscrits se résolvent quelquefois à temps, et d'autres fois ils se bornent à produire ces rétrécissemens partiels, ces petites brides qui, lorsque rien ne les complique, ne gênent pas notablement le cours de l'urine.

En résumé, lorsqu'un engorgement inflammatoire a occupé pendant un certain temps une partie plus ou moins étendue du tissu spongieux, ou lorsqu'une chaude-pisse se prolonge pendant longtemps, ou se reproduit à chaque instant et pour la moindre cause, on doit craindre la formation d'un ou de plusieurs rétrécissemens. Dans le premier cas, l'altération est au siége de l'engorgement; dans le second, elle occupe presque toujours le point d'union de la portion membraneuse avec le bulbe.

On peut encore prévoir un rétrécissement, quand un chancre se forme à portée de la vue dans le canal, ou, qu'extérieur au canal, il finit par l'envahir.

Quoiqu'il en soit, ce n'est ordinairement que lorsqu'il survient des dérangemens fonctionnels qu'on est consulté. Or, ces dérangemens peuvent avoir lieu du côté de l'excrétion urinaire ou des fonctions génitales.

Dérangemens de l'excrétion urinaire.

On dit généralement qu'à mesure que le rétrécissement devient plus étroit, le passage de l'urine devient plus difficile, que celle-ci ne forme plus qu'un filet de plus en plus fin, aplati, bifurqué, entortillé, qu'elle finit par ne sortir que goutte à goutte, et en partie seulement, de telle sorte que la vessie ne se vidant jamais complètement, les besoins d'uriner se font sentir à chaque instant, jusqu'à ce qu'enfin l'excrétion urinaire se trouve complètement suspendue.

Ce tableau est vrai dans beaucoup de cas; mais on s'exposerait à de graves et nombreuses erreurs si l'on y ajoutait une confiance trop aveugle. Il n'est pas rare, en effet, de voir l'urine sortir avec force et par un jet assez volumineux, quoiqu'une bougie d'un très faible calibre ne puisse franchir la coarctation; et, d'un autre côté, il est moins rare encore de voir des individus qui n'urinent qu'avec peine, goutte à goutte, qui même sont pris à chaque instant de rétention complète, et chez lesquels, malgré cela, on introduit sans difficulté des instrumens assez volumineux. Enfin, il en est qui, loin d'être pris de rétention d'urine, sont affectés d'une incontinence habituelle.

Ceci exige que j'entre dans quelques considérations assez étendues; mais on sera, j'espère, dédommagé de la peine de les lire par l'importance des indications pratiques qui en découlent.

Frappé des différences que, toutes choses étant supposées aussi égales

que possible, le jet présente suivant les individus, et, à différentes épo-
ques, chez le même individu, Hunter en avait conclu que ces différences
sont l'effet d'un spasme; il dit même avoir observé qu'alors le canal est
irritable et très douloureux lorsqu'on introduit une bougie. (Œuv., t. II,
p. 327.) Mais, où se produit ce spasme?« L'examen du sujet, dit-il, nous
mène à cette conclusion, qu'il est difficile de croire que le spasme ait son
siége dans le rétrécissement même qu'on ne peut guère supposer capable de contraction. On pourrait donc naturellement le rapporter à la partie saine de l'urèthre, en admettant qu'il soit déterminé par l'obstacle que
rencontre l'écoulement de l'urine. Si cette manière de voir est juste, on
doit supposer que la contraction s'effectue dans la partie qui est située
derrière le rétrécissement, puisque c'est la seule partie qui soit dilatée par
l'urine. L'urèthre étant alors très irritable, cette partie peut se contracter
assez pour arrêter complètement le jet d'urine; mais quelques circonstances qui se présentent dans la pratique fournissent des raisons de croire
que les rétrécissemens eux-mêmes sont susceptibles de se contracter. »
(Ibid.)

Quelles sont donc ces raisons assez puissantes pour faire subitement
passer un esprit comme celui de Hunter, d'une proposition à une autre
évidemment contraire?

Les voici : « On trouve, en effet, que les bougies ont été serrées par
le rétrécissement lorsqu'elles sont restées quelque temps dans l'urèthre,
et, ce qui prouve encore cette assertion, c'est que le rétrécissement,
tantôt s'oppose au passage de la bougie, et tantôt la laisse pénétrer. »
(Ibid.)

Voyons jusqu'à quel point ces raisons sont péremptoires.

En premier lieu, si Hunter veut dire que les bougies sont plus serrées
lorsqu'elles sont restées quelque temps en place, il a émis une opinion
fausse relativement à la majorité des faits, et une interprétation inexacte
de quelques exceptions. Chacun sait qu'une bougie est bien plus libre le
lendemain que le jour même de son introduction. Elle peut causer plus
de douleur; mais elle n'est pas plus serrée : on sait même qu'il suffit quelquefois de la fixer au-devant du rétrécissement pour franchir le lendemain
ce qui n'avait pu l'être immédiatement.

Mais j'ai parlé d'exceptions; voici en quoi elles consistent :

Quelquefois, dans des cas de rétrécissement très dur, la bougie, et c'est
surtout de celles de cire qu'il s'agit, est encore très serrée au bout d'une

demi-heure, une heure, et parfois même elle l'est plus qu'au moment de l'introduction. Mais qu'on la laisse plus longtemps, et l'on verra cet état de constriction s'affaiblir peu à peu. C'est qu'il tient moins au resserrement du rétrécissement qu'à ce que le tissu de la bougie s'est gonflé par l'humidité plus vite que le rétrécissement ne s'est laissé distendre; mais ce gonflement atteindra plus tôt ses limites que la dilatabilité du tissu induré, et alors la bougie deviendra libre.

Si Hunter a voulu dire simplement que les bougies, lorsqu'elles sont restées quelque temps en place, offrent souvent des empreintes, des espèces d'étranglement qu'elles n'auraient pas présentées immédiatement, il a dit vrai; mais je ne vois rien là qui milite en faveur de son opinion.

Lorsqu'une bougie de cire a pénétré de force à travers un rétrécissement dur et calleux, il y a lutte, pour ainsi dire : la cire, en perdant de sa consistance, cède à la compression, et le tissu se gonfle davantage en avant et en arrière qu'au niveau même de la constriction. Voilà, par conséquent, deux raisons pour expliquer les empreintes dont il s'agit, sans avoir besoin d'admettre un spasme des rétrécissemens.

Quant à ce second argument : « Le rétrécissement tantôt s'oppose au passage de la bougie et tantôt la laisse pénétrer, » il faudrait, avant d'en tirer les conséquences auxquelles notre auteur est arrivé, être bien sûr que le fait n'est pas susceptible d'une autre interprétation, ainsi que je l'ai déjà fait voir précédemment (voy. p. 9). Hunter ne dit pas s'il a observé ce phénomène dans toutes les parties de l'urèthre. Quant à moi, je l'ai souvent rencontré, mais c'était dans des cas où la coarctation existait à l'union du bulbe et de la portion membraneuse, là où le canal change brusquement de direction et où il est environné de muscles; et comme ces cas sont les plus fréquens sans comparaison, c'en était probablement de ce genre qui ont servi de base à la remarque de Hunter.

Pour ce qui concerne le jet urinaire, voici ce qui me semble résulter de mes observations.

Lorsqu'un rétrécissement existe sans complications, il peut arriver à un degré très avancé sans diminuer notablement le jet de l'urine. A mesure que l'obstacle devient plus prononcé, la vessie s'hypertrophie, acquiert plus de force, les muscles abdominaux font plus d'efforts et l'urine est par conséquent poussée avec plus d'énergie. Si elle passe par un filet plus fin *à travers le rétrécissement*, elle le fait avec plus de rapidité; il y a, du moins en partie, compensation, et comme ces changemens se sont opérés avec lenteur et graduellement, souvent le malade n'en a pas conscience.

Mais, chez un très grand nombre de malades, un nouvel élément vient compliquer le rétrécissement. L'effort que l'urine fait derrière l'obstacle distend douloureusement les parois de l'urèthre, surtout si elles ne sont pas soutenues par les tissus ambians, à la région spongieuse, par exemple. Remarquons, en effet, quelle douleur on éprouve si, pendant qu'on urine, on presse sur le canal de manière à intercepter, même incomplètement, le cours du liquide. Il est certain que la rupture de l'urèthre ne tarderait pas à survenir si cette distension durait quelque temps et se répétait trop souvent. Aussi, dans les cas de rétrécissement, comme dans ceux d'uréthrite (voy. p. 19), notre instinct veille-t-il presque toujours à ce que l'urine n'arrive pas à l'obstacle avec trop de précipitation, mais peu à peu et en proportion de la facilité avec laquelle elle pourra le franchir. C'est le faisceau constricteur du col de la vessie que la nature met alors en jeu; souvent même elle dépasse le but et le spasme qu'elle y détermine est tel que l'urine se trouve complètement arrêtée.

Mais si la stricture est la cause de ce spasme, il est évident qu'en dilatant la première on fera disparaître le second. Voilà, sans doute, pourquoi M. Civiale, qui a vu ce qu'il appelle *névralgie* du col de la vessie naître sous l'influence de très faibles rétrécissemens du méat urinaire, l'a vu disparaître immédiatement après que le débridement eût été opéré. « J'en ai rencontré, dit-il, beaucoup d'exemples, et j'avoue que je n'ai pas admis sans quelque hésitation l'influence d'une cause qui ne me paraissait d'abord n'avoir aucune portée; mais je n'avais fait qu'inciser le méat urinaire et introduire quelques bougies, afin d'empêcher la petite plaie de se réunir immédiatement; néanmoins je voyais tous les accidens disparaître. En se multipliant, les faits dissipèrent mes doutes, et le résultat s'offre assez constamment aujourd'hui pour qu'il me soit permis de l'annoncer comme certain. » (MAL. DES ORG. GÉN. URIN., t. II, p. 40). On voit maintenant que ce qui paraît une énigme à M. Civiale est un fait très simple, et l'on comprend que si les *très faibles* rétrécissemens eussent été hors de la portée de la vue, on aurait pu supposer, pour expliquer les accidens dont ils étaient accompagnés, qu'ils se contactaient spasmodiquement.

Le succès n'est cependant pas toujours aussi immédiat, aussi certain qu'on pourrait le croire d'après le passage que je viens de citer, et cela a lieu surtout dans certains cas où une cause pathologique s'ajoute au désordre fonctionnel. Souvent, en effet, l'inflammation qui a provoqué la formation du rétrécissement persiste dans la partie profonde du canal, ou bien celui-ci, à chaque instant distendu, irrité par l'urine, s'enflamme, s'il ne l'était pas déjà, et la contracture du faisceau constricteur du col de la vessie se produit sous cette influence.

Dans ces cas, ce n'est souvent que quand l'inflammation a disparu que cette contracture se dissipe complètement. Dernièrement encore, j'eus occasion de m'en assurer.

Un jeune médecin des plus distingués s'est adressé à moi, frappé des faits dont j'avais entretenu la Société anatomique dont il était l'un des dignitaires. Il y a deux ans, je ne lui avais trouvé qu'une inflammation chronique de la région prostatique, avec suintement habituel, et je lui avais fait une cautérisation superficielle qui avait eu les plus heureux effets. Il fut ainsi pendant quelque temps tranquille ; mais, il y a quelques mois, il s'aperçut d'une difficulté à uriner qui l'inquiéta et pour laquelle il me consulta de nouveau. Je lui trouvai deux rétrécissemens, l'un à peu de distance du méat, l'autre à la courbure du canal, et une sensibilité encore assez vive de la région prostatique. J'avais largement dilaté ces deux rétrécissemens, et cependant il survint pendant quelque temps encore des rétentions brusques d'urine. Ce n'est qu'à mesure que l'inflammation diminua que l'état normal se rétablit.

Dans ce cas, les phénomènes spasmodiques étaient on ne peut plus marqués. Plusieurs fois mes bougies se sont arrêtées brusquement à l'entrée de la portion membraneuse, et il m'a suffi de les courber vers la pointe pour les faire pénétrer sans difficulté. La saillie du bord postérieur du col de la vessie était également très perceptible, et le malade disait sentir lui-même parfaitement que c'était là que l'urine se trouvait arrêtée.

M. Béniqué parle d'un malade affecté d'un écoulement chronique rebelle et d'un rétrécissement dans lequel il fit passer, sans la moindre difficulté, une bougie très souple de 3 millim. « A peine, dit-il, un léger frottement m'indiqua-t-il le moment où elle franchissait l'obstacle. Le lendemain j'appris avec surprise que le malade ne pouvait plus uriner. Il fit devant moi des efforts inutiles ; la verge se gonflait, la vessie était pleine de liquide, mais il n'en sortait pas une goutte. Cependant la bougie pénétra dans la vessie aussi facilement que la veille ; je la retirai et le malade évacua près d'un litre d'urine. » (OBS. SUR LE TRAIT. DES RÉTR.

DE L'URÈTHRE, p. 38, 1845.) Il est évident que la bougie avait aggravé l'inflammation et que c'est sous cette influence que le spasme du col vésical s'était manifesté; déjà des phénomènes analogues avaient eu lieu à la suite de quelques cautérisations.

Ajoutons enfin que, quelquefois même, lorsque le spasme du sphincter a duré trop longtemps, surtout si cette anse musculaire a été elle-même le siége d'un travail inflammatoire, sa contracture se change en une véritable rétraction, et que la valvule au moyen de laquelle elle ferme la vessie dans l'état naturel, devient permanente. J'en ai cité des exemples constatés par l'autopsie (voy. p. 49), et tout récemment, les nombreux élèves qui suivent la clinique de M. A. Bérard ont pu voir, au n° 20 de la salle St-Gabriel, un homme de 36 ans, qui, après avoir été traité, à plusieurs reprises et pendant plusieurs mois, d'un rétrécissement de l'urèthre, n'urinait que par un filet extrêmement fin, et quelquefois même était pris d'ischurie, bien qu'un cathéter de 7 ou 8 millimètres pût facilement franchir le point rétréci. J'ai reconnu, à l'aide de ma sonde exploratrice, une valvule vésico-uréthrale que des circonstances indépendantes de ma volonté et de celle du chef de service ne me permirent pas d'opérer.

C'est à cette complication fréquente que doivent très probablement être rapportés des phénomènes particuliers qu'on ne pouvait expliquer, et qu'on attribuait par cela même au spasme du point rétréci ou à toute autre cause. M. Civiale parle de plusieurs malades qui avaient été, ou scarifiés, ou cautérisés, et qui ne pouvaient uriner, quoique leur urèthre admît sans difficulté une sonde de gros calibre, et il attribue cette circonstance singulière à ce que les méthodes employées, ayant fait perdre aux parois toute leur souplesse, les avaient ainsi rendues impropres à remplir leurs fonctions. (MAL. DES ORG. GÉN.-URIN., t. I, p. 282.) Mais, est-ce qu'un canal, fût-il métallique comme les parois d'une sonde, ne laisse pas toujours passer un liquide, du moment que son calibre et sa direction le permettent? Si M. Civiale eût observé avec un peu moins de prévention, il aurait certainement rencontré pareil phénomène après la dilatation, comme j'en citais tout à l'heure des exemples.

Des faits analogues se sont également présentés à M. Amussat; mais il en donne une autre explication : « Un phénomène assez curieux, dit-il, et qui surprend beaucoup les malades, c'est que le jet de l'urine continue à être très fin, quoiqu'on introduise dans leur canal des sondes de plu-

sieurs lignes de diamètre. » (LEÇONS, etc., p. 112.) Il explique ce phénomène par une bride qui se laisse déprimer d'avant en arrière par la sonde,
tandis que l'urine qui vient de la vessie la soulève d'arrière en avant. Mais
il faudrait, pour cela, que la valvule eût la disposition et la souplesse des
valvules des veines, et je ne sache pas que l'anatomie pathologique en ait
jamais offert de ce genre.

Une circonstance qui a fait croire au spasme des rétrécissemens de
l'urèthre, c'est la difficulté qui survient quelquefois dans l'émission urinaire, pendant les accès de fièvre intermittente qui compliquent parfois
cette maladie. (BULLET. SOC. ANAT., 1836, p. 266.) Mais je suis persuadé que c'est au col de la vessie, et non pas au niveau du rétrécissement,
que doit être cherchée la cause de cette aggravation. Je ne sais si l'on a
vu l'ischurie survenir dans des accès de fièvre intermittente sans rétrécissement uréthral; mais j'ai été obligé de sonder un individu qui fut pris de
spasmes du col de la vessie pendant qu'il était affecté de colique de
plomb. L'observation de ce malade a été recueillie et publiée par M. Tan-
querel-des-Planches. (MAL. DE PLOMB, t. I, p. 456.)

Hunter se base encore sur une autre raison pour admettre le spasme
des rétrécissemens : « Les cas qui nous occupent, dit-il, présentent quelquefois une circonstance singulière : c'est que lorsqu'il survient une gonorrhée ou tout autre écoulement de pus par l'urèthre, ou qu'un suintement habituel augmente d'intensité, le canal devient libre. (Loc. cit.) »
Mais, sans révoquer en doute l'exactitude des deux observations citées par
le célèbre chirurgien anglais, je me contenterai de rappeler que, dans
bien des cas, il suffit d'introduire une bougie dans la partie antérieure du
canal pour faire cesser une rétention d'urine due au spasme du col de la
vessie, soit qu'elle fasse cesser ce spasme par une sorte de révulsion, soit
qu'il en résulte une stimulation de la vessie capable de vaincre la résistance. Remarquons d'ailleurs que, si les faits observés par Hunter avaient
la signification qu'il leur suppose, les rétrécissemens devraient être d'autant moins sujets au spasme qu'ils sont plus enflammés ; or, il a dit précédemment, et à la même page, que, dans les cas où le rétrécissement
s'accompagne de spasme, le canal est irritable, très douloureux, et que
souvent il ne peut pas supporter une bougie.

Quelquefois, mais beaucoup plus rarement, ce n'est pas un spasme,
mais un état précisément contraire, une sorte de fatigue, de relâchement,
que le rétrécissement détermine dans le sphincter du col de la vessie :

celui-ci laisse écouler l'urine goutte à goutte. Quelles sont les conditions qui favorisent cet état? Je ne sache pas qu'elles aient été recherchées par qui que ce soit, et il me serait difficile de les dire. J'ai observé ce phénomène dans deux cas où le rétrécissement siégeait au méat même, dans un autre où il se trouvait à la courbure du canal, et dans un quatrième où l'urèthre offrait cinq ou six rétrécissemens, depuis la portion membraneuse jusqu'à la fosse naviculaire.

L'un des deux premiers malades était un vieillard de 64 ans : son rétrécissement avait un centimètre et demi ; son canal était largement ulcéré par derrière, et la portion sus-montanale de la prostate offrait une cavité arrondie de 6 à 7 millimètres, tapissée par une membrane lisse et remplie d'une sorte de pus crémeux qui sortait du verumontanum quand on pressait au dessus. La prostate n'était pas engorgée.

Quant au second malade affecté d'incontinence, c'était encore un vieillard qui mourut en 1838, à la Charité, d'une pneumonie. Son rétrécissement ne consistait qu'en une bride mince occupant le méat lui-même. Le canal, à l'exception peut-être d'un peu de dilatation, ne présentait aucune lésion. La prostate était saine.

Dans le troisième cas, qui avait encore un vieillard pour sujet, on ne put, pendant vingt-cinq ans, faire pénétrer une sonde dans la vessie, pour une raison que j'exposerai plus loin. La prostate et l'orifice vésico-uréthral ne présentaient rien de remarquable.

Enfin, le quatrième malade, qui a 55 ans environ et paraît jouir d'une santé robuste, avait d'abord, pendant nombre d'années, éprouvé de la dysurie, et ce n'était que depuis deux ans qu'il était affecté d'incontinence continuelle. Je l'ai guéri par la dilatation de ses rétrécissemens, et, chose remarquable, qui prouve qu'il n'y avait pas d'altération organique du col de la vessie et que les contractions du sphincter n'étaient pas annulées par un gonflement de la prostate, comme Fabre l'a supposé (MAL. VÉN., 4e édit., p. 93), l'incontinence cessa immédiatement après la première tentative que je fis pour introduire une bougie, bien que les rétrécissemens profonds fussent assez étroits et assez durs pour exiger des tentatives quotidiennes et prolongées, pendant huit jours au moins.

Quand un rétrécissement s'accompagne d'une désorganisation du col de la vessie, l'incontinence s'explique facilement ; mais il n'en est pas ainsi dans ces derniers cas. Ils prouvent d'ailleurs, comparés avec d'autres où des rétrécissemens bien moins prononcés sont à chaque instant compli qués de rétention, que celle-ci serait beaucoup plus rarement causée par ce genre d'obstacle, s'il ne s'y en venait joindre un autre de nature différente.

Ils me rappellent ce que j'ai signalé au sujet des valvules musculaires du col de la vessie (RECH. SUR UNE CAUSE, etc., p. 58), que beaucoup de ceux qui en étaient affectés avaient éprouvé, dès leur enfance, des symptômes annonçant, ou bien une saillie, ou bien une irritabilité trop grandes du faisceau constricteur du col de la vessie. Ne pourrait-il pas se faire que, chez d'autres sujets, il existât des conditions précisément inverses? En admettant une faiblesse congénitale, on concevrait pourquoi, au lieu de lutter contre l'effort de l'urine, ce faisceau cède au contraire. Remarquons en outre que, dans trois des quatre cas que je viens de citer, il s'agissait d'hommes très avancés en âge.

Ce que je viens de dire relativement au rôle que je fais jouer au col de la vessie dans la production de la rétention d'urine qui complique les rétrécissemens uréthraux, recevra de nouvelles démonstrations dans le paragraphe suivant; mais, avant de terminer celui-ci, il ne sera peut-être pas inutile de dire que je n'exclus nullement les effets qui pourraient résulter de l'arrêt de graviers, de sang coagulé, de mucus et autres matières concrètes derrière l'obstacle. L'inertie consécutive de la vessie a aussi une influence sur laquelle je ne reviendrai pas. (Voyez mes RECH. SUR UNE CAUSE, etc., p. 135.) On conçoit que deux rétrécissemens tout à fait semblables auraient des résultats différens si la vessie avait des degrés différens d'énergie.

Dérangemens des fonctions de l'appareil génital.

Les rétrécissemens de l'urèthre portent le trouble dans les fonctions de l'appareil génital de plusieurs manières.

Si une grande étendue de la portion spongieuse est condensée par suite du travail morbide qui a oblitéré les aréoles de son tissu, l'urèthre ne peut plus s'allonger comme les corps caverneux lorsqu'ils entrent en érection, et la verge reste courbée en bas, à la manière d'un arc dont la corde est tendue. Cet état rend nécessairement le coït plus ou moins difficile.

En second lieu, si le rétrécissement gêne le cours de l'urine, à plus forte raison doit-il gêner celui du sperme, liquide beaucoup plus épais, beaucoup moins abondant, lancé avec moins de force que le premier.

A. Lacuna avait déjà observé ce phénomène dans ce qu'il appelait les caroncules de l'urèthre. (METHODUS COGNOSCENDI, etc., fol. 13, 1551.) Il paraît, malgré cela, qu'on n'a pas fait grande attention à cette remarque, jusqu'à l'époque où Petit publia un travail sur ce sujet. (MÉM. DE L'ACAD. DE CHIR., t. I.) Comment donc expliquer ce silence des auteurs? Le voici, selon moi.

Il n'est pas rare de rencontrer des sujets chez lesquels le sperme ne sort qu'en bavant et même par un suintement lent et prolongé ; mais, autant la rétention complète d'urine est fréquente, autant la rétention complète du sperme est rare. C'est un fait dont je me suis assuré il y a déjà longtemps, et notamment chez le nommé Penot, couché, au commencement de janvier 1845, au n° 28 du service de M. A. Bérard. Ce malade me dit, en présence du professeur et de ses élèves, que, pris d'une rétention d'urine presque complète, au point d'être obligé de s'arcbouter contre les murs pour pisser, il éjaculait cependant avec facilité. Il pense même qu'il ne restait pas de sperme dans son canal, car il ne tachait jamais sa chemise. Il avait un rétrécissement très étroit à la courbure de l'urèthre, et d'autres moins avancés dans les 5 cent. antérieurs du canal. Il ne venait donc pas à l'appui de l'opinion de Fabre, qui supposait qu'alors le rétrécissement se trouve au delà du verumontanum. (MAL. VÉN., 4e édit., p. 94.)

M. Civiale a remarqué que, momentanément, le malade urine avec moins de peine après le coït. (MAL. ORG. GÉN.-URIN., t. I, p. 137.) Un homme, que j'ai observé, en même temps que le précédent, dans le service de M. A. Bérard, nous a fait la même confidence. Comme le premier effet du contact de l'urine sur le sperme est de donner à celui-ci plus de consistance, ce phénomène pourrait paraître difficile à comprendre, et M. Civiale l'a jugé tel, car il ajoute que cette amélioration n'est qu'apparente. Mais je rappellerai qu'il se présente fréquemment dans les affections spasmodiques du col de la vessie sans rétrécissement : j'y ai insisté beaucoup, et j'ai même rapporté un cas où la mort et l'autopsie avaient eu lieu. (RECH. SUR UNE CAUSE, etc., p. 118.)

Je me crois donc autorisé à penser que les remarques que je viens de faire prouvent encore en faveur de mon opinion relativement au rôle du col de la vessie dans les cas de rétrécissement, et il est probable que, si l'éjaculation favorise quelquefois momentanément le cours de l'urine, c'est en faisant cesser le spasme musculaire.

Avant de quitter ce sujet, je dois établir une distinction qui n'a pas été faite, que je sache. En général, un rétrécissement existant dans la partie antérieure du canal gêne beaucoup plus l'éjaculation, toutes choses égales d'ailleurs, qu'une coarctation des parties profondes ; le sperme paraît même alors, contrairement à ce que je disais il n'y a qu'un instant, s'échapper moins facilement que l'urine. La raison de cette différence est bien simple : quand le rétrécissement se trouve près du méat, le sperme qui ne sort jamais qu'en petite quantité proportionnellement à l'urine, trouve derrière l'obstacle un espace suffisant pour se loger, et il y reste pour peu qu'il éprouve de difficulté à sortir. Il n'en est pas de même dans les rétrécissemens profonds : il faut qu'il sorte ou qu'il reflue dans la vessie.

Dans quelques cas, il se produit une véritable incontinence de sperme par suite de la dilatation des conduits éjaculateurs. D'autres fois, l'inflammation de la partie profonde de l'urèthre se propage aux organes génitaux, et c'est par l'effet d'une altération qui en résulte dans les propriétés du liquide fécondant, que la faculté d'engendrer se trouve amoindrie ou détruite. Une simple inflammation de la région prostatique, sans rétrécissement, peut avoir les mêmes conséquences.

Signes physiques des rétrécissemens de l'urèthre.

Les signes fonctionnels ne suffisent pas pour indiquer la présence d'un rétrécissement et à plus forte raison n'indiquent-ils pas où il siége, quel est son degré d'étroitesse, sa forme, sa longueur, s'il y en a plusieurs, etc. D'un autre côté, tout ce qu'on a dit sur certaines nodosités ou indurations qu'on sent à l'extérieur, sur la tumeur que forme l'accumulation de l'urine derrière la coarctation, etc., est trop peu constant pour être de quelque valeur. Comment d'ailleurs pourrait-on mettre ces signes à profit dans les cas si communs où le rétrécissement existe à la courbure du canal ?

Tous les auteurs s'accordent à dire que l'exploration par l'urèthre est la seule qui mérite confiance ; mais ils s'en sont occupés avec des degrés d'attention très différens, suivant le mode de traitement que chacun d'eux adoptait d'une manière exclusive. Qu'on compare l'ouvrage de Boyer et celui de Ducamp, et l'on verra que si, pour le premier, il suffit d'une bougie ou d'une sonde, il faut, au contraire, pour l'autre, un grand nombre d'instrumens plus ou moins compliqués. Je ne décrirai pas ces moyens que tous les praticiens connaissent; je passerai immédiatement à ceux que je préfère habituellement.

On doit commencer par s'assurer de l'*existence* et du *siège* du rétrécissement.

Pour cela, je me sers d'une bougie creuse et cylindrique de 3 millim. de diamètre, sans yeux, graduée sur l'une de ses faces et terminée à son extrémité vésicale par un renflement olivaire de 6 millim. environ (1).

Cet instrument a plusieurs avantages sur la sonde. Si celle-ci est métallique, elle fatigue le canal, et sa courbure, sur laquelle celui-ci se moule, ne permet pas de savoir d'une manière précise à quelle distance du méat urinaire se trouve la coarctation.

Si la sonde est élastique et qu'on la munisse d'un mandrin, les inconvéniens sont les mêmes que dans le cas précédent. Si on ne la garnit pas d'un mandrin, comme elle a besoin nécessairement d'avoir un certain volume pour accuser la moindre diminution de calibre du canal, elle a une rigidité qui ne lui permet pas de s'engager avec facilité dans la portion ascendante de l'urèthre. Dans tous les cas, il en résulte de la douleur et une difficulté qu'on pourrait prendre et qu'on prend souvent à tort pour un signe de rétrécissement. J'ai vu un certain nombre de malades, et notamment un médecin anglais, chez lesquels on avait cru à un rétrécissement de la courbure de l'urèthre et chez qui j'ai pu immédiatement faire passer une bougie olivaire à renflement volumineux.

Celle-ci a en effet plusieurs avantages : 1° le volume de son renflement accuse la moindre coarctation ; 2° ce renflement s'arrête au devant du lieu rétréci sans pénétrer dans son intérieur, de sorte qu'on est sûr que l'altération pathologique commence là où se trouve arrêtée l'extrémité de l'instrument; 3° le faible volume de la tige lui donne toute la flexibilité nécessaire pour se prêter aux sinuosités du canal; 4° dans le cas où le méat serait plus étroit que le reste du canal, comme on l'observe si souvent, la tige n'est pas serrée comme le serait une sonde volumineuse dont le calibre serait le même dans toute son étendue, et on perçoit par conséquent d'une manière plus distincte les obstacles rencontrés par le

---

(1) Des tiges métalliques minces et flexibles, terminées par une sphère plus ou moins volumineuse également en métal, sont depuis longtemps en usage en Angleterre. C'est M. Ségalas qui, le premier en France, en a senti les avantages. Cependant je préfère, en général, celles à tige de gomme élastique.

renflement terminal ; 5° pendant l'exploration, ce renflement est plus facile à sentir par le périnée ou même par le rectum que ne le serait l'extrémité d'une sonde qui aurait partout le même volume ; 6° dans le cas
où, pendant que cet instrument est dans le canal, on jugerait à propos
de lui imprimer une certaine courbure, comme cela est quelquefois nécessaire pour l'engager dans la portion membraneuse, il suffirait d'introduire dans son intérieur un fil d'argent de longueur convenable et courbé
près de son extrémité, comme la tige de cette bougie est peu volumineuse,
elle se moule facilement sur le fil métallique qu'on introduit dans son intérieur ; cependant, comme malgré sa flexibilité elle offre toujours une
légère résistance qui tend à redresser ce fil, il est bon de donner à celui-
ci une courbure un peu plus forte que celle qu'on veut imprimer à la
bougie. Celle-ci prend alors la courbure convenable et le fil d'argent ne
lui donne pas assez de raideur pour blesser le canal (1).

Ainsi donc, on prend une bougie terminée par un renflement aussi gros
que peut l'admettre le méat urinaire, qui est, comme on le sait, la partie
la plus étroite du canal ; puis, faisant poser le malade debout devant soi
et de la main gauche mettant la verge dans une position perpendiculaire
à l'axe du tronc, la tenant ferme, mais sans la tirer de manière à en produire l'allongement, on introduit et on pousse l'instrument avec lenteur,
jusqu'à ce qu'il rencontre un obstacle. On voit alors, par les degrés
marqués sur la tige, à quelle profondeur il a pénétré ; puis, avec le doigt
promené à la face inférieure de la verge et sur le périnée, on recherche
à quel endroit correspond le renflement olivaire. Cela fait, on pousse la
bougie avec plus de force, pour bien s'assurer que l'obstacle est insur-
montable, et même, si le renflement était arrivé dans la partie la plus
reculée du bulbe, il serait bien d'imprimer, comme je l'ai dit, à l'aide
d'un fil d'argent, une courbure à l'extrémité de la bougie exploratrice,

---

(1) Fondé sur ce motif, j'ai déjà donné le conseil de courber des sondes très
souples, à l'aide d'un simple fil métallique, pour franchir les déviations de la région prostatique de l'urèthre, et, d'un autre côté, j'ai le premier fait sentir combien sont utiles alors des sondes ayant une courbure très brusque et un bec de
12 à 16 mill. seulement de longueur. (RECH. SUR LES MAL. URIN., etc., p. 315.—
RECH. SUR UNE CAUSE, etc., p. 189.) M. Leroy-d'Etioles, en exposant, sans me
citer, les avantages de ses sondes flexibles *crochues* (GAZ. MÉD., 1845, p. 231),
m'a donc tout simplement fait encore un nouvel *emprunt.*

pour bien s'assurer que la difficulté ne provient pas seulement de ce que le canal présente en ce point un angle trop prononcé.

Toutes ces précautions prises, si l'on ne pénètre pas plus avant, on en conclut qu'il existe un rétrécissement à la profondeur et dans la région du canal qui ont été notées *avant* de presser sur la bougie.

Je dis *avant*, parce que cette pression fait souvent fuir le rétrécissement à une profondeur de plusieurs centimètres et qu'il ne revient pas toujours immédiatement à sa place. En outre, l'instrument pourrait fléchir et contribuer ainsi à rendre l'erreur plus grave.

Je ne m'arrêterai pas davantage sur le diagnostic, parce que je ne ferais que répéter ce qu'on trouve dans tous les traités de chirurgie, ou même ce que j'ai dit dans mes précédens ouvrages.

Nous nous assurons, par les manœuvres que je viens de décrire, qu'il existe un rétrécissement ; c'est là ce qui nous importe pour le moment. Il resterait encore à savoir quelle est son étroitesse, sa résistance, sa forme, son étendue, s'il y en a d'autres derrière lui, etc. ; mais, d'une part, tout cela ne peut se reconnaître que lorsque le rétrécissement, que nous supposons bien constaté, a été franchi ; et, d'autre part, quelques-unes de ces notions ne deviennent indispensables qu'en tant qu'on se décide pour certains modes spéciaux de traitement. En conséquence, je n'exposerai les explorations propres à les acquérir qu'à mesure qu'elles deviendront possibles et nécessaires.

CHAPITRE VIII.

TRAITEMENT DES RÉTRÉCISSEMENS DE L'URÈTHRE.

Souvent on n'est appelé auprès d'un malade affecté de rétrécissement que parce qu'il est pris d'une rétention d'urine complète ou presque complète. La première indication à remplir est donc de débarrasser la vessie; ce n'est qu'ensuite qu'on s'occupe de rendre à l'urèthre son calibre naturel.

Des moyens de remédier à la rétention d'urine et de franchir les rétrécissemens.

Comme c'est ordinairement à la suite d'excès, soit en boissons alcooliques, soit en femmes, ou bien après des voyages prolongés, soit à cheval, soit en voiture, que le cours de l'urine se supprime, et comme cette suppression coïncide presque toujours avec la manifestation de symptômes inflammatoires, des auteurs en ont conclu que cette rétention était le résultat d'un gonflement de la muqueuse au niveau du rétrécissement, qu'il y aurait danger à traverser celui-ci, et que c'est à l'aide des antiphlogistiques seuls qu'on doit combattre l'ischurie. Ils ont en conséquence conseillé des bains tièdes et prolongés, des sangsues au périnée, etc.

Il y a, dans cette assertion, du vrai et du faux. Il est certain que l'inflammation joue souvent un grand rôle dans la production de cet accident; mais c'est moins en gonflant la muqueuse, que nous avons vue presqu'entièrement dépourvue de vascularité dans le lieu rétréci, qu'en provoquant la contracture du col de la vessie.

Les antiphlogistiques pourront donc être utiles; ils pourront même faire cesser peu à peu l'ischurie, en dissipant l'inflammation; mais on m'accordera que, si l'on pouvait débarrasser de suite la vessie, le soulagement serait encore plus immédiat et plus sûr; car, pendant tout le temps qu'on temporisera, le malade sera en proie aux tourmens que cause une rétention d'urine, et il pourra même arriver que la vessie s'enflamme, se gangrène, se rompe, ou bien que la distension la fasse tomber dans un état d'inertie dont elle aura de la peine à sortir. Joignons à cela que les évacuations sanguines, qui font la base du traitement antiphlogistique, ne peuvent pas toujours être employées sans danger, surtout chez les personnes qui ont depuis longtemps des inflammations des voies urinaires. J'ai vu quelques malades jetés, par ces évacuations, dans un tel état de débilité qu'il leur a été impossible de s'en relever. Dans le cas où ce traitement paraîtrait indispensable, il agira avec beaucoup plus d'efficacité lorsque la vessie sera en état de repos que si elle restait distendue.

Toutefois, le cathétérisme ne devra être fait qu'avec une extrême circonspection; on se souviendra qu'il ne s'agit pas de pénétrer dans la vessie, quoi qu'il en coûte, et qu'avant d'en venir à l'emploi de certains procédés expéditifs, mais toujours dangereux, on a encore, dans les antiphlogistiques, les calmans, les applications froides ou chaudes, etc. (1),

---

(1) M. Pirondi dit que, dans les rétrécissemens accompagnés de rétention d'urine, le copahu dilate le canal (Gaz. Méd., 1835, p. 765). Il est évident que cette substance n'agit ici qu'en combattant l'uréthrite concomitante.

moyens que j'ai indiqués à propos des valvules du col de la vessie, des ressources qu'on ne doit pas négliger. (Voy. RECH. SUR UNE CAUSE, etc., p. 190 et suiv.)

C'est également alors le cas d'essayer les injections forcées de M. Amussat. On sait que ce chirurgien, présumant que la rétention complète, chez les sujets affectés de rétrécissement, est occasionnée par un bouchon de mucosités, eut l'idée de refouler ce bouchon en poussant un jet d'eau à travers le rétrécissement, à l'aide d'une sonde ouverte à ses deux extrémités. (LEÇONS, etc., p. 70.) Cette méthode doit effectivement réussir dans les cas que l'on suppose; mais ne doit-elle réussir qu'alors, et le succès prouve-t-il nécessairement l'existence de ce genre d'obstruction? Je ne le pense pas. En admettant un spasme du sphincter, une manœuvre aussi violente ne pourrait-elle pas le faire cesser? Ne pourrait-elle pas encore réveiller la contractilité de la vessie précédemment affaiblie par la distension? L'eau, en s'accumulant derrière la coarctation, ne pourrait-elle pas soulever la valvule et entr'ouvrir l'orifice interne de l'urèthre?

J'ai déjà publié l'observation d'un sous-officier de Bicêtre qui me fit appeler pour une rétention d'urine dont il venait d'être atteint tout à coup. Il me dit qu'il avait un rétrécissement de l'urèthre et qu'il avait déjà été pris plusieurs fois de l'accident qu'il éprouvait en ce moment. Je lui introduisis une bougie conique jusque dans la vessie; et je l'avais à peine retirée que l'urine jaillit avec force et par un jet volumineux. Mais le réservoir urinaire n'était pas à moitié vidé que le liquide s'arrêta tout à coup pour ne plus reparaître, bien que je répétasse plusieurs fois, et toujours avec facilité, l'introduction de la bougie. J'allais essayer de passer une sonde élastique; mais le malade, qui paraissait regarder son infirmité comme sans conséquence, me dit que le soulagement que je venais de lui procurer lui suffisait pour le moment, et qu'il était sûr que le cours de l'urine allait se rétablir.

Il est évident que ce qui empêcha la vessie de se vider entièrement n'était ni l'étroitesse du rétrécissement, ni un bouchon de mucosités, mais plutôt qu'il existait à l'orifice interne de l'urèthre une valvule spasmodique ou permanente dont les effets se reproduisirent du moment que la vessie ne fut plus que médiocrement distendue.

Lorsqu'on se décide à pratiquer le cathétérisme, quels instrumens doit-on choisir de préférence? On s'accorde assez généralement sur ce point que, lorsqu'une sonde ordinaire ne peut pas franchir un rétrécissement, les bougies sont les corps dilatans par lesquels on doit commencer. Les plus généralement employées aujourd'hui sont celles en boyau, celles dites en gomme élastique et celles en cire.

Quant aux premières, je les rejette à peu près complètement, parce qu'elles sont trop raides, trop piquantes lorsqu'elles sont sèches, trop molles et trop renflées lorsque leur tissu est pénétré d'humidité. Or, c'est ce qui leur arrive pour peu qu'elles soient fines et qu'on soit obligé de tâtonner avant de les engager dans le point rétréci. Elles exposent donc à des fausses routes si l'on se presse trop, à des manœuvres inutiles si l'on y met une lenteur prudente.

Les bougies en cire, bonnes dans quelques circonstances que j'exposerai plus loin, ne peuvent presque jamais servir lorsqu'il s'agit de franchir un rétrécissement très étroit, parce que, lorsqu'elles sont fines, elles ont trop peu de résistance, surtout quand la chaleur les a ramollies; elles perdent alors leur poli, se pelotonnent à leur extrémité et se courbent de toutes manières.

Les bougies de gomme élastique n'ont pas ces inconvéniens : la chaleur et l'humidité ne les ramollissent que très peu. Et d'ailleurs, je n'ai pas besoin de rappeler qu'il y en a de plus ou moins fines, de plus ou moins raides, des cylindriques, des coniques, des fusiformes ; j'ai déjà dit qu'il y en avait de terminées par un renflement olivaire. Elles sont toutes parfaitement polies.

Généralement, celles dont on se sert pour franchir les rétrécissemens sont terminées en cône plus ou moins fin, plus ou moins allongé. Je vais exposer les règles qui me guident dans leur emploi.

J'évite autant que possible celles qui sont très pointues, et ce n'est jamais par elles que je débute; j'en prends ordinairement une de 3 millim. de diamètre, ne s'amincissant que graduellement et de manière à ne se terminer que par une extrémité mousse ; je la graisse, et, pour cela, je préfère une matière qui ait quelque consistance, comme le cérat, le beurre ou même le suif.

Pour l'introduction des bougies, il faut, autant que possible, que le malade se tienne debout devant le chirurgien. Celui-ci saisit la verge derrière le gland, entre le médius et l'annulaire gauches, de manière que le pouce et l'index restent libres pour découvrir le gland et écarter les lèvres de l'orifice uréthral. La verge est alors tenue horizontalement et modérément allongée, afin d'effacer autant que possible ses courbures.

Je suppose maintenant que le rétrécissement soit situé à la région spongieuse.

La bougie, saisie de la main droite, comme une plume à écrire, est présentée par son extrémité à l'orifice du gland. On l'introduit alors lentement, très lentement, et dans la direction du canal, jusqu'à ce qu'elle rencontre un obstacle. La longueur dont elle a pénétré indique si elle est arrivée au rétrécissement ; car je suppose qu'une exploration préalable a été faite. D'ailleurs, en la retirant une ou deux fois de quelques millimètres et en la réintroduisant, il y a lieu de croire qu'elle est arrivée au rétrécissement si elle s'arrête chaque fois au même point ; car, dans les cas où elle est arrêtée par l'introduction de son extrémité dans un follicule, il suffit presque toujours de la retirer un peu et de changer légèrement sa direction pour qu'elle passe outre.

Ici doit naturellement trouver place une petite remarque qui n'est pas sans quelque importance : généralement on ne fait pas assez attention à une courbure que décrit la portion balanienne du canal en se dirigeant de la face inférieure de la verge vers le sommet du gland. Cette courbure varie selon les sujets et elle est quelquefois si prononcée que si l'on n'a pas la précaution d'imprimer à la bougie une direction appropriée, c'est-à-dire oblique de haut en bas, elle va inévitablement heurter contre la paroi supérieure du canal ; et comme il existe en cet endroit des follicules assez larges, sa pointe s'y introduit et delà des tâtonnemens et une douleur vive, pour peu qu'on persiste dans cette mauvaise direction. La fig. 1re de la pl. xi de Ch. Bell offre en ce point deux petits pertuis qui probablement ont été ainsi faits. La fig. 2 de la pl. ix des œuvres de J. Hunter présente en cet endroit une lacune si large qu'il est à croire qu'elle a été agrandie de la même manière.

Je présume que cette source d'obstacles n'a jamais entraîné des conséquences fâcheuses ; mais il est important de la connaître à cause de l'effet qui peut en résulter sur l'esprit du malade. Il est déjà alarmé de voir prendre une bougie pointue et si on le blesse immédiatement, ses craintes redoublent. Quand même on lui produirait la même douleur plus profondément, il s'en alarmerait moins, parce que l'espace parcouru lui fait comprendre la possibilité d'en parcourir davantage encore.

Arrivé à l'endroit rétréci, il faut tendre davantage le canal ; on soutient ainsi l'instrument, on rend la saillie formée par le rétrécissement moins abrupte, et on détermine, au devant de lui, une espèce d'entonnoir qui a pour effet de diriger dans son ouverture la pointe de la bougie. On presse ensuite sur celle-ci d'une manière lente et continue, et si on la sent pénétrer peu à peu et sans douleur, si, en exerçant sur elle une légère traction, on éprouve de la résistance, c'est qu'elle est engagée dans le rétrécissement. Dans le cas où elle serait arrêtée, elle pourrait bien, en fléchissant, donner lieu de croire qu'elle pénètre ; mais, en cessant la pression, sa tige ressortirait du canal, et on n'éprouverait aucune résistance en la retirant. Dans le cas où sa pointe pénètre dans les parties saines, une main exercée perçoit presque toujours une légère sensation qui a quelque analogie avec celle qu'on éprouve lorsqu'avec une épingle peu acérée on transperce une peau de baudruche modérément tendue. En outre, il y a douleur, et la bougie, comme dans le cas précédent, ne communique aucune sensation de résistance quand on la retire.

Lorsqu'on s'aperçoit qu'elle n'a pas pénétré, il faut la repousser de nouveau et de la même manière ; seulement il est souvent utile de lui faire exécuter *auparavant* un léger mouvement de rotation qui, pour peu que sa pointe soit courbée, suffit pour la porter dans une direction un peu différente. Toutefois il faut bien distinguer cette manœuvre de ces mouvemens de vrille que beaucoup d'auteurs conseillent de lui imprimer, mouvemens qui peuvent bien quelquefois favoriser son passage lorsqu'elle est engagée dans la bonne voie, mais qui sont très souvent cause de fausses routes dans le cas contraire, outre qu'ils exposent à la déformer et même à la tordre.

Avec ces précautions et beaucoup de patience, on réussira presque toujours. Sinon, on agira comme je le dirai plus bas.

Si le rétrécissement existe à la courbure de l'urèthre, on devra se conduire un peu différemment.

D'abord, il sera bon de courber légèrement en haut l'extrémité de la bougie, comme on l'a conseillé, mais d'une manière trop générale ; c'est surtout alors qu'on croirait avoir à redouter que le bec ne s'engageât dans les follicules ; mais, s'il est bon d'être prévenu de cette possibilité, il faut aussi savoir qu'elle ne constitue pas une difficulté sérieuse. D'ailleurs, le meilleur moyen d'éviter cette pénétration, c'est de relever légèrement la verge pour donner à l'urèthre une courbure appropriée à celle qu'on a fait prendre à la bougie jusqu'à ce que celle-ci ait passé au-dessous de la symphyse; alors on revient à la position horizontale, et on se conduit comme je l'ai dit précédemment; mais c'est surtout dans ce cas qu'il faut se garder des mouvement de vrille. On ne peut même pas changer la direction du bec, ou du moins la changer notablement, parce que c'est presque toujours en lui faisant longer la paroi supérieure qu'on rencontrera l'orifice du rétrécissement.

Si l'on ne courbait pas la bougie de manière à rapprocher la direction de sa pointe de celle de la portion ascendante de l'urèthre, très souvent elle buterait contre le fond de la région bulbeuse, et, pour peu que son extrémité fût fine et raide, ou que la surface interne du canal offrît des inégalités au devant du rétrécissement, son bec ne se releverait pas et n'enfilerait pas la portion membraneuse. On conçoit que les difficultés seraient plus grandes encore si la courbure de cette dernière était augmentée par le spasme des faisceaux musculaires de Wilson.

Quel que soit le siége du rétrécissement, du moment que la bougie s'y est engagée, il faut la pousser d'une manière lente et continue, tant qu'elle fait des progrès, et, s'il se peut, jusqu'au delà de l'orifice interne de l'urèthre; car, si l'on s'arrêtait après avoir franchi l'obstacle, on ne serait pas sûr qu'il n'en existe pas d'autres plus profondément.

Si la distension de la vessie est considérable, on retire la bougie, et presque toujours l'urine jaillit immédiatement par un filet plus ou moins ténu. Lorsque le jet s'est arrêté, on la réintroduit, ce qui ne présente ordinairement pas de difficulté, et on la laisse en place jusqu'à ce que la vessie soit de nouveau distendue.

Lorsque le malade peut attendre quelque temps, il vaut mieux ne pas retirer l'instrument : quelquefois, après un séjour d'une demi-heure, une heure, l'urine peut sortir autour de la bougie.

Mais parfois celle-ci ne passe pas; plusieurs raisons peuvent en être cause.

La première est l'impossibilité d'engager sa pointe dans l'orifice du rétrécissement.

Je regarde cette impossibilité comme très rare dans la région spongieuse; mais il n'en est pas de même à la courbure du canal. Le changement de direction, le spasme des fibres musculaires qui tirent la portion membraneuse en avant, s'opposent quelquefois à ce que le bec de l'instrument pénètre dans la portion ascendante; mais les difficultés les plus embarrassantes proviennent presque toujours de petites fausses routes

75

préalablement faites à côté du rétrécissement, surtout dans le bulbe.

J'ai déjà eu occasion de dire combien cet accident est fréquemment l'effet du cathétérisme à l'aide des algalies, même dans des cas où le canal est libre. (RECH. SUR LES MAL. DES ORG. URIN., etc., p. 306.) Ne devra-t-il pas être encore plus commun quand il existe un rétrécissement à l'entrée même de la portion membraneuse ?

Supposons donc que la bougie soit arrêtée, et qu'à la facilité avec laquelle on la retire, on ait lieu de croire qu'elle s'engage dans une fausse route, il est clair qu'alors l'emploi de la force ne pourrait qu'augmenter le mal. Si une sensibilité particulière, si un écoulement de sang donnent à penser que la fausse route est récente, et si les accidens ne pressent pas trop, il faut attendre la cicatrisation pour recommencer les manœuvres : ce serait même surtout alors qu'on devrait recourir aux palliatifs dont je parlais en commençant ce chapitre. Si, au contraire, il y a urgence de traverser le rétrécissement, il faut aller, pour ainsi dire, à sa recherche à l'aide d'une bougie plus fine et assez flexible pour céder à une pression qui aurait pour effet d'augmenter la fausse route.

Que celle-ci soit récente ou non, il est rare qu'elle devienne un obstacle sérieux quand elle se trouve dans la portion spongieuse de l'urèthre. On courbe tant soit peu l'extrémité de la bougie, puis on l'introduit avec beaucoup de lenteur, le bec dirigé du côté opposé au siége présumé de la fausse route ; on se garde bien, pendant ce premier temps, de lui imprimer le moindre mouvement de rotation. Si l'on ne pénètre pas directement, il ne faut pas trop insister ; on retire la bougie d'un ou deux centimètres et on la repousse comme la première fois, *après* avoir, par un très léger mouvement de rotation, changé tant soit peu la direction de son bec. On présente ainsi successivement celui-ci à différens points de la circonférence du canal, jusqu'à ce qu'il ait enfilé le rétrécissement. Sitôt qu'on sent qu'il s'engage, il faut se garder des mouvemens de va-et-vient, comme on le voit faire tous les jours, pour peu que l'instrument se trouve arrêté, parce qu'il pourrait très bien arriver qu'on ne retombât pas de suite dans le rétrécissement ; il faut, au contraire, insister par une pression douce et soutenue qu'on peut porter aussi loin que la tige le supporte sans fléchir ; on peut même allonger le canal sur elle pour la soutenir, et quelquefois on remplit encore plus utilement cette indication en glissant sur elle jusqu'à l'obstacle un tube métallique droit ouvert à ses deux extrémités. Avec la bougie que j'ai recommandée, on n'a rien à craindre lorsque sa pointe est engagée dans le rétrécissement. Ces manœuvres, exécutées avec beaucoup de lenteur et de patience, seront presque toujours couronnées de succès.

Mais les difficultés sont plus grandes encore lorsqu'une fausse route, même peu profonde, a été faite dans la paroi postérieure du bulbe ; car celle-ci se trouvant alors dans la direction de la portion spongieuse, et en étant pour ainsi dire la continuation, le bec des bougies s'y engage presque nécessairement. Je possède une pièce anatomique sur laquelle on voit une fausse route de ce genre parfaitement organisée et profonde de 8 à 10 millimètres : la portion membraneuse s'ouvre sur la paroi supérieure de la portion bulbeuse par un orifice extrêmement étroit, qu'on distingue à peine des lacunes avoisinantes, et ces raisons, la première surtout, ont fait que, pendant vingt-cinq ans, on n'a jamais pu parvenir dans la vessie.

Ainsi, les fausses routes, sauf quelques cas où l'on a employé une force que rien ne justifie, ne sont pas très graves par elles-mêmes, parce qu'en raison de leur direction, le courant urinaire tend plutôt à appliquer leurs parois l'une contre l'autre qu'à s'engager dans leur intérieur ; mais on voit, par ce que je viens de dire, qu'elles ont quelquefois des conséquences extrêmement fâcheuses, puisqu'elles peuvent rendre incurable une maladie dont le traitement, sans cela, n'aurait présenté aucune difficulté. On ne saurait donc trop prendre de précautions pour les éviter ou pour leur laisser le temps de se cicatriser lorsqu'elles ont été faites. Il est probable que celle dont je viens de parler ne se serait pas organisée, si l'on n'eût engagé plusieurs jours de suite des instrumens dans son intérieur ; car j'en ai vu de bien plus profondes guérir en très peu de temps.

Quoi qu'il en soit, lorsqu'une fausse route existe dans le bulbe et qu'il importe de traverser le point coarcté, il ne faut pas oublier que l'ouverture anormale se trouve presque toujours au dessous et en arrière du rétrécissement. Il faudrait donc, après avoir introduit une bougie un peu plus courbée encore à son extrémité que dans le cas précédent, tenir à peu près constamment son bec tourné vers la paroi supérieure, n'imprimer à celui-ci que de très légers changemens de direction et lui faire parcourir successivement les différens points qui avoisinent l'entrée de la portion membraneuse par des mouvemens de va-et-vient opérés avec une extrême lenteur. La lenteur a ici un double avantage : elle n'expose pas à augmenter la fausse route et permet, dans le cas où l'on enfilerait le rétrécissement, de ne pas en retirer involontairement la bougie. Il m'est arrivé de réussir ainsi, après des manœuvres déjà si longues que je commençais à désespérer du succès, notamment chez un malade que m'avait adressé M. Mialhe, et chez lequel de nombreuses tentatives de cathétérisme avaient constamment échoué. Le rétrécissement existant à la courbure de l'urèthre n'était ni très étroit, ni très dur ; seulement une fausse route s'opposait à ce que la bougie s'y engageât directement.

Si l'on perd espoir de réussir ainsi, on peut essayer des algalies de différens volumes ; non pas que j'adopte les idées de M. Mayor, comme on le verra plus loin ; mais parce qu'avec le bec de ces instrumens métalliques, il est assez souvent facile de sentir une légère dépression correspondant à l'ouverture par laquelle l'aponévrose moyenne du périnée laisse passer la portion membraneuse de l'urèthre. C'est là surtout qu'il faut appuyer ; car cette dépression, dont on augmente ainsi la profondeur, pourra servir de guide à la bougie, et d'ailleurs, comme les rétrécissemens de cette région sont moins constamment durs que ceux de la région spongieuse, ainsi que Boyer en avait déjà fait la remarque (MAL. CHIR., t. IX, p. 204, 4ᵉ éd.), il arrive quelquefois qu'on sent l'algalie pénétrer peu à peu. Alors donc on insiste et on peut même s'aider pour cela de la main gauche appliquée sur le périnée et pressant sur la convexité de l'instrument. Mais il faut avoir bien soin de ne pas dépasser un certain degré de force que l'expérience seule apprend ; il faut surtout se garder des mouvemens brusques, saccadés, dirigés à chaque instant dans des sens différens : c'est presque toujours ainsi qu'on fait des fausses routes ; car, pour peu que le bec de l'algalie soit mousse et arrondi, une pression lente et continue peut déprimer assez fortement les tissus sans les rompre. Je n'ai pas besoin de dire que c'est surtout alors que doivent être proscrits ces mouvemens de vrille que préconisent quelques praticiens.

Lorsque l'algalie ne pénètre pas et que la dépression est sensible, on peut introduire jusqu'à elle un tube ouvert à ses deux bouts et légèrement courbé près de son extrémité vésicale. Cette extrémité, appuyant au centre de la dépression, pourra servir de guide à une bougie passée dans l'intérieur du tube. M. Beniqué conseille même de remplir un conducteur de ce genre de bougies fines de boyau, et de les pousser successivement jusqu'à ce que l'une d'elles tombe sur l'orifice et y pénètre. (DE LA RÉT. D'UR., 1838.) Je n'ai jamais eu besoin de faire usage de ces procédés ; mais je crois qu'on devrait les essayer avant de recourir aux dernières ressources qui nous restent alors, et qui sont : la ponction de la vessie, le cathétérisme forcé par la méthode de Boyer, ou bien l'opération d'une boutonnière pratiquée au devant du rétrécissement.

Mais la ponction de la vessie ne fait que remédier aux symptômes les plus urgens. Dans les cas dont il s'agit actuellement, elle n'ôte rien ou presque rien aux difficultés du cathétérisme.

Le cathétérisme forcé avec les sondes coniques, sur lequel j'aurai bientôt occasion de revenir, serait ici extrêmement dangereux; car il faut convenir que ce ne serait que par un hasard bien grand que l'instrument s'engagerait dans la bonne voie, que nous supposons fort étroite, plutôt que dans l'ouverture accidentelle, puisque nous verrons que quand il n'existe pas de fausse route, on ne manque presque jamais d'en faire.

Quant à la boutonnière, je ne l'ai ni pratiquée, ni vu pratiquer; mais il paraît qu'elle compte de beaux succès : elle a réussi à J.-L. Petit (MÉM. ACAD. CHIR., t. I), et quelques ouvrages anglais contiennent un assez bon nombre de faits encourageans. On ne peut disconvenir que, si elle a l'inconvénient d'être plus effrayante pour les malades que le cathétérisme forcé, elle a l'avantage de ne pas exposer à des accidens aussi graves et particulièrement aux infiltrations urineuses. Il est extrêmement rare, comme je l'ai dit plus haut, que l'urèthre soit entièrement oblitéré, et il doit être assez facile de reconnaître et de traverser le point rétréci quand on a la surface interne du canal sous les yeux.

J'aborde une autre source de difficultés.

Je suppose que la bougie se soit engagée dans le rétrécissement, mais qu'elle ne puisse le franchir, que faire alors ? Les uns ont conseillé l'emploi de bougies de plus en plus fines, les autres d'instrumens de plus en plus volumineux. La première méthode est la plus ancienne, la seconde est celle qui a été préconisée il y a quelques années par M. Mayor. D'autres enfin ont conseillé des procédés spéciaux.

La méthode ancienne est certainement très rationnelle, et il suffit de l'essayer pour sentir que la plupart des objections qui lui ont été faites sont sans fondement. On n'a pas pu nier que, du moment où l'extrémité d'une bougie conique franchit un rétrécissement, ce ne soit le moyen le plus sûr de le dilater; autrement, ce serait prétendre qu'un corps arrondi vaut mieux qu'un coin pour fendre un tronc d'arbre. Mais on s'est efforcé de prouver que c'est précisément à s'engager dans l'obstacle que ces ins-

trumens sont impropres, par la raison que leur pointe tend *inévitablement*, dit-on, à faire fausse route, tandis qu'au contraire le bout semi-
globuleux d'un gros cathéter vient se placer comme de lui-même et glisse
constamment vers le centre de l'enfoncement, ou vers l'endroit *qui offre
le moins de résistance*. (Mayor, Sur le cathéter, etc., p. 10, 1835.)

L'erreur du critique provient de ce qu'il a raisonné sans faire attention
à la consistance de l'altération organique qui constitue les rétrécissemens,
et comme si l'on ne cherchait jamais à les franchir qu'avec des instrumens
à la fois pointus et rigides. Pour qu'un corps pointu puisse traverser un
autre corps, il faut que la solidité du premier soit supérieure à la résistance du second; dans le cas contraire, celui-là s'émoussera, se ploiera sur
celui-ci. Or c'est précisément ce qui a lieu dans le cas qui nous occupe : le
rétrécissement est formé par un tissu dur, fibreux, et les bougies dont on
fait usage sont très flexibles. Faisons une comparaison. Supposons une
lame de bois, de carton ou même de parchemin; jamais, quoi qu'on fasse,
une bougie de gomme élastique ne parviendra à traverser cette lame, tandis qu'on en viendra à bout avec un cathéter métallique quelque volumineux et arrondi qu'il soit, pourvu que le métal ait une solidité supérieure
à la résistance, et qu'on y mette le temps et la force nécessaires. Qu'on
remarque bien que ce n'est pas dans le point rétréci que les bougies font
fausse route ; mais au devant, dans les tissus sains : il suffit donc, pour
éviter cet accident, de ne jamais faire usage d'une force tant soit peu vive
lorsqu'on n'a pas la certitude que la pointe de la bougie est engagée dans
la coarctation. Or c'est ce qu'il est toujours facile à une main même peu
exercée de sentir avec ces bougies, tandis qu'on a rarement cet avantage
avec les sondes métalliques volumineuses.

D'un autre côté, on dit que celles-ci glissent constamment vers l'endroit
qui offre le moins de résistance. Cela est vrai, mais c'est là précisément
ce qui, dans le cas présent, en fait le danger. Le tissu morbide étant moins
souple, plus résistant que les tissus sains, la sonde glissera vers ceux-ci,
les déprimera en godet et finira par les rompre si l'on exerce une pression
plus forte que leur résistance. Or c'est à quoi l'on est souvent exposé, surtout dans les rétrécissemens existant à la courbure de l'urèthre. Ceux-ci
se trouvent le plus souvent à la jonction de la portion bulbeuse avec la
portion membraneuse ; mais ils s'étendent souvent un peu en arrière ou
un peu en avant. Supposons que quelques millimètres seulement de la
portion bulbeuse, c'est-à-dire de la portion horizontale, soient rétrécis;

le saura-t-on d'avance? et saura-t-on par conséquent si, lorsque le cathéter est arrivé sur le rétrécissement, il faut encore pousser son extrémité dans le sens horizontal, ou bien lui communiquer une impulsion en haut, dans la direction de la portion ascendante de l'urèthre? Non. Eh bien! dans l'incertitude, on prendra presque toujours ce dernier parti d'après ce précepte parfaitement juste en général que lorsqu'on pratique le cathétérisme, on doit appuyer de préférence sur la paroi supérieure du canal. On ne pressera donc pas sur le rétrécissement lui-même, mais au devant, et c'est, je dois le dire, ce qui m'est arrivé dans l'un des cas peu nombreux où j'ai suivi les règles tracées par M. Mayor. J'ai fait une fausse route dans la paroi supérieure du bulbe, au devant de l'obstacle. Heureusement que ces fausses routes (et je m'en suis assuré dans cette circonstance) ont des conséquences moins fâcheuses que celles qui ont lieu au fond du bulbe, derrière le point rétréci, parce que les bougies rectilignes, en suivant la direction de la portion spongieuse, ont plus de tendance à s'engager dans la bonne voie que dans celle qui a été pratiquée au devant.

Je suppose actuellement que, dans ce fait, le rétrécissement eût été tout à fait borné à l'entrée de la portion ascendante et que j'eusse pressé dans la direction de la portion spongieuse, comme il aurait fallu le faire ici; j'aurais pu faire fausse route dans le fond du bulbe, fausse route qui serait devenue pour moi la source des plus grandes difficultés.

Je voudrais donc que M. Mayor, pour compléter ce qu'il a écrit sur le cathétérisme qui porte son nom, eût dit comment, lorsqu'un rétrécissement existe à la courbure du canal, et ce sont, je le répète, les plus fréquens sans comparaison, comment, dis-je, on peut s'assurer que l'altération ne porte que sur l'angle de jonction de la portion ascendante avec la portion horizontale de l'urèthre, ou bien qu'elle s'étend sur la première ou sur la seconde, afin qu'on sache quelle direction on doit imprimer à l'instrument. Il conviendra que rien n'est moins précis que le conseil qu'il donne à ce sujet : « Lorsque le cathéter est arrivé à une profondeur telle qu'on peut *supposer* être celle qui répond au pubis et que cet os est tourné, je baisse le bout de l'instrument pour en engager le bec intérieur derrière le pubis. » (SUR LE CATHÉTÉRISME, p. 22.) Je pense que cela serait difficile à préciser, et cependant une erreur de quelques millimètres pourrait avoir des conséquences fâcheuses.

Supposons maintenant que le tissu induré forme un entonnoir et que

là sonde ne puisse glisser à côté ; mais par cela même que ce tissu a quelquefois la dureté des ligamens, des cartilages, n'aura-t-on pas à craindre
que, pendant qu'on cherche à le franchir de vive force, ce ne soit au contraire le tissu antérieur auquel, pendant ces manœuvres, le point résistant
se trouve pour ainsi dire suspendu, qui cède et se déchire ?

En 1834, j'ai fait l'expérience suivante à Bicêtre. Comme j'examinais
habituellement les organes urinaires de tous les cadavres qui étaient ap-
portés à la salle d'autopsie, je rencontrai une fois un rétrécissement du
milieu de la portion spongieuse qui me parut très résistant. Je résolus
alors de vérifier la valeur des assertions de M. Mayor, qui était venu à
Paris et qui faisait grand bruit de sa méthode. Ne pouvant passer avec une
algalie ordinaire, je pris un cathéter en étain de 6 à 7 millimètres, et,
pour être plus sûr de tomber sur le rétrécissement et non à côté, je le
redressai complétement et je me mis à presser beaucoup plus fortement que je n'aurais jamais osé le faire sur le vivant : ce fut en vain.
Comme M. Mayor insistait beaucoup sur ce point que le rétrécissement
offre toujours moins de résistance que les tissus sains, je craignais encore
d'appuyer dans une direction vicieuse. Je fendis donc le canal jusqu'à
15 ou 20 millimètres du point rétréci pour voir et être bien certain que je pressais sur le rétrécissement lui-même, et alors je pressai
de plus en plus de telle sorte que le cathéter s'enfonça tout à coup, mais
c'était à côté du rétrécissement ; celui-ci avait à peine cédé. Ce fait me
frappa tellement que j'examinai avec soin l'altération organique, et qu'il
est devenu ensuite pour moi le point de départ de nombreuses recherches comparatives. Ce rétrécissement n'avait que 5 ou 6 millim. d'étendue ; extérieurement et dans le point correspondant, l'urèthre était comme
étranglé, il avait une couleur blanche nacrée, moins d'épaisseur que les
parties voisines, et il n'offrait rien qui ressemblât à l'engorgement du tissu
cellulaire sous-muqueux. Tout, depuis la muqueuse jusqu'à la lame
fibreuse extérieure, ne formait qu'un noyau blanc, homogène et très dur.

M. Mayor paraît croire qu'un rétrécissement présente toujours la même
somme de résistance, quel que soit le volume du corps qu'on lui présente.
Dès lors, il ne s'occupe plus que des moyens de presser plus fortement
tout en s'efforçant de prévenir les fausses routes, et de là ce précepte
que je cite textuellement : « Plus le rétrécissement est prononcé et opi-
niâtre, en d'autres termes plus l'urèthre offre de difficultés au cathétérisme et à la libre excrétion des urines, plus aussi j'ai soin de m'armer

d'un cathéter de plus en plus volumineux (CHIR. SIMPL. t. II, p. 66). »
Mais il ne fait donc pas attention que plus son cathéter est volumineux,
plus le frottement est considérable et s'exerce sur des points multipliés ?
D'un autre côté, le passage d'un cathéter à travers un rétrécissement ne
s'opère que par la distension, l'allongement du tissu qui le constitue; or,
si cet allongement a besoin d'une certaine force pour arriver à un certain degré, ne faudrait-il pas une force beaucoup plus grande pour arriver à un degré double ? Si donc il est vrai qu'avec un cathéter plus volumineux on peut rendre la compression plus forte, il ne l'est pas moins
aussi que la résistance devient en même temps plus considérable. M. Mayor
compare souvent le cathétérisme à un accouchement retourné (ce sont
ses expressions) ; mais est-ce que les animaux qui arrivent au jour par le
museau, ne dilatent pas plus facilement les parties de leur mère que les
enfans qui se présentent par le vertex ? Et parmi ces derniers, est-ce que
toutes choses égales d'ailleurs, ceux qui ont la tête petite ne passent pas
plus facilement que ceux qui l'ont volumineuse ? Est-ce que ceux-ci
n'exposent pas plus que ceux-là aux ruptures de l'utérus, aux déchirures du
vagin et du périnée ? Il demande encore si l'on ne préfère pas une grosse
canule à une petite, lorqu'on veut prendre un lavement; mais je lui demanderai à mon tour : si une grosse canule ne pouvait pas entrer, cher-
cheriez-vous à introduire le corps de la seringue en le supposant aussi
arrondi que possible à son extrémité ?

Il faut bien distinguer les cas où il ne s'agit que de déplisser un canal
membraneux pour le franchir, de ceux où il faut le distendre. Dans le
premier, on n'a qu'à éluder des obstacles; dans le second, il faut les forcer.
Dans les deux cas, le corps à introduire pénétrera d'autant plus facilement que son diamètre se rapprochera davantage de celui du passage
à franchir.

Ainsi, le cathéterisme forcé avec les sondes volumineuses peut avoir de
graves inconvéniens : à la courbure de l'urèthre, à cause de l'incertitude où
l'on est toujours sur la position bien précise du rétrécissement ; dans la
région spongieuse, à cause de la résistance que celui-ci y présente fréquemment.

Parmi les procédés spéciaux qu'on a proposés pour vaincre les rétrécissemens, je dois placer en première ligne le cathétérisme avec les sondes
coniques imaginées par Boyer. J'ai déjà dit que quand la difficulté provient d'un pertuis accidentel creusé à côté du rétrécissement, ces instru-

mens augmentent presque nécessairement le désordre ; ils sont presque également dangereux lorsque le rétrécissement est encore à l'état de simplicité. L'impossibilité que j'ai signalée de savoir au juste quelle est la position de celui-ci par rapport à la courbure de l'urèthre a des inconvéniens encore plus graves avec ces instrumens qu'avec les précédens, et, même dans la portion droite du canal, il est presque impossible de les faire cheminer tant soit peu sans faire fausse route. Je vais d'ailleurs exposer brièvement ce que j'ai vu.

J'ai déjà rapporté une observation qui peut bien compter comme un cas de cathéterisme forcé et dans laquelle une fausse route commençant au-devant d'un rétrécissement existant au devant de la symphyse pubienne allait aboutir dans la vessie. (Voy. p. 50.)

Sur un sujet que j'ai ouvert, en 1834, à Bicêtre, et sur lequel le cathéterisme forcé exécuté avec la sonde conique par les mains pourtant si exercées de Murat, avait fait une fausse route, il était survenu une infiltration urineuse de tout le petit bassin, telle que je ne pus y rien reconnaître.

M. Civiale dit avoir assisté à l'ouverture d'un corps où l'on rencontra une fausse route commençant vers le milieu de la portion spongieuse et longeant la paroi supérieure du canal jusqu'à la vessie. Le malade avait été sondé deux jours auparavant par un praticien habile au moyen d'un cathéter pointu. (MAL. DES ORG. GÉN. URIN., t. I, p. 335.)

D'un autre côté, j'ai vu pratiquer le cathétérisme forcé sur un homme de 45 ans, affecté d'un rétrécissement très dur commençant à 3 centimètres du méat. Le chirurgien, homme des plus adroits, trouva que ce rétrécissement s'étendait jusqu'au bulbe et que la sonde en le parcourant faisait éprouver une sensation comme si elle eût glissé sur des cailloux. Au bout de 3 ou 4 jours, il se forma derrière le scrotum un abcès urineux très étendu, et ensuite une fistule qui dura longtemps, si elle a jamais guéri. Ainsi le malade a échappé aux dangers immédiats du cathéterisme forcé ; mais on lui fit, si je ne me trompe, une fausse route étendue, il eut un abcès urineux, une fistule ; et il reste encore à savoir ce qu'est devenu plus tard le canal artificiel.

Cependant j'ai vu un autre cas où le cathéterisme forcé ne fut pas suivi d'accidens sérieux et où le malade fut en état de sortir de l'hôpital au bout de six semaines.

Je n'ai tenté qu'une seule fois le cathéterisme forcé : c'était à l'Hôtel-

Dieu, en 1837. Mais un petit craquement particulier m'avertit que je venais de faire une fausse route et je m'arrêtai aussitôt. Comme la rétention d'urine n'était pas complète , je conseillai au malade d'attendre quelque temps avant de se soumettre à de nouvelles tentatives. Je ne sais ce qu'il a fait, mais l'année suivante, je le revis à la Charité où il succomba , son rétrécissement n'ayant pu être franchi.

Les dangers du cathéterisme forcé devaient nécessairement conduire à imaginer d'autres méthodes.

On a conseillé depuis quelques années l'emploi de bougies en baleine qui présentent des pas de vis à leur extrémité ; on a prétendu que lorsqu'elles sont engagées dans le point rétréci, il est toujours possible de les faire passer au travers, comme le ferait la machine qui en a fourni l'idée. Mais je crains que si ces instrumens à hélice éprouvent tant soit peu de difficulté dans leur passage, ils n'usent pour ainsi dire la portion du rétrécissement qu'ils ont traversée, comme une vis userait un écrou de substance moins solide qu'elle, si l'on continuait de tourner, bien qu'elle fût arrêtée dans sa marche. D'ailleurs ils ne peuvent servir que dans la portion droite où les rétrécissemens sont bien moins communs qu'à la courbure.

Wiseman, Hunter, Whately, et dernièrement M. Leroy d'Etiolles (Gaz. Méd., 1845, p. 277), ont proposé la cautérisation antéro-postérieure pour franchir les rétrécissemens rebelles. Mais indépendamment des effets fâcheux de la cautérisation sur les tissus , effets que nous étudierons plus tard, cette méthode a des dangers qui lui sont propres. Quelle que soit la perfection des instrumens qu'on emploie, on est exposé aux fausses routes, surtout à la courbure du canal, et quand un pertuis accidentel se trouve à côté du point rétréci, on s'égare presque infailliblement. Il faut en outre des applications plus ou moins nombreuses du caustique , et souvent même ces applications suspendent complétement le cours de l'urine.

Toutefois, je ne rejette pas complètement ce moyen ; mais je pense qu'à mesure qu'on se fera une idée plus exacte de la texture des rétrécissemens , de la nature des difficultés qu'on rencontre , et qu'on se persuadera davantage qu'il est presque toujours possible de réussir avec un procédé bien plus innocent, quoique plus simple et plus expéditif, les rétrécissemens infranchissables deviendront infiniment rares.

J'appellerai dans un instant l'attention de mes lecteurs sur ce procédé.

Lorsqu'une bougie s'engage dans un rétrécissement et ne peut le franchir, on a conseillé de la laisser en place, dans l'espoir qu'elle passerait plus facilement le lendemain. Mais n'oublions pas que nous avons supposé les besoins d'uriner urgens et la distension de la vessie arrivée au point d'exiger de prompts secours. Remarquons d'ailleurs que cette pratique ne réussit pas toujours, ainsi que je pourrais en rapporter plusieurs exemples. Toutefois l'importance que nos auteurs classiques accordent à ce précepte exige que je m'y arrête.

C'est un fait vrai que lorsqu'une bougie n'a pu traverser qu'une partie d'un rétrécissement et qu'on la laisse en place, elle traverse beaucoup plus facilement le lendemain le point qu'elle n'a pas pu franchir le premier jour. Hunter ne voyait dans ce phénomène que la cessation d'un spasme dont, suivant lui, le rétrécissement était le siége ; Dupuytren, sans s'expliquer bien clairement sur sa nature, le désignait sous le nom de *dilatation vitale*. Étayé d'une si puissante autorité, ce mot a fait fortune.

J'ai dit plus haut combien il était difficile de concevoir qu'un tissu altéré, induré, pût jouir de l'excessive contractilité que Hunter lui prêtait; je crois que pour peu qu'on y réfléchisse, on trouvera plus inadmissible encore l'idée qu'un tel tissu peut se dilater spontanément. Pour moi, ce phénomène est complexe ; il est à la fois vital et mécanique. Je vais m'expliquer.

Un rétrécissement, pour être le résultat d'une oblitération de la trame capillaire des tissus, n'est cependant pas entièrement dépourvu de vaisseaux. S'il en était ainsi, le tissu qui le constitue ne vivrait plus, la nature l'aurait éliminé ; s'il vit, c'est qu'il reçoit encore du fluide nourricier ; seulement il en reçoit à la manière des tissus fibreux, c'est-à-dire que ses vaisseaux n'admettent presque que ce qu'on est convenu d'appeler des liquides blancs. Mais que la vitalité vienne à y être excitée, que la présence d'une bougie y détermine une irritation, il y aura appel, afflux de liquide et il s'opérera un véritable ramollissement du tissu. C'est ainsi que se ramollissent et se laissent distendre les ligamens des articulations, la sclérotique, la cornée, etc., quand ils sont quelque temps le siége d'une inflammation. Mais, comme on le voit, ce ramollissement n'est pas une dilatation, c'est une aptitude à être dilaté. J'exposerai plus bas un phénomène qui prouve que cette aptitude se développe réellement. C'est là la partie vitale du phénomène que nous étudions ; passons à ce qu'il offre de purement mécanique.

Lorsqu'une bougie est arrêtée dans un rétrécissement, on n'a pas assez fait attention qu'elle ne l'est pas seulement par l'obstacle qui se trouve à son extrémité, mais par la somme des résistances éprouvées par toute la partie de son cône engagée dans le rétrécissement. C'est lorsque cette somme fait équilibre à la force que l'instrument peut supporter qu'il s'arrête; si l'on presse davantage, il s'affaisse et ploie, sans qu'on puisse en conclure que la partie postérieure du rétrécissement est plus rebelle que l'antérieure.

Si, en effet, on laisse la bougie en place, les parties qu'elle traverse cèdent peu à peu, cessent de la comprimer et il vient un temps où les obstacles se réduisent à ceux qui sont à son extrémité. Alors, on se trouve, par rapport à la partie qui reste à franchir, comme on se trouvait, avant de commencer, par rapport à celle qu'on a déjà pénétrée, et, si l'on vient à presser de nouveau, on force celle-là comme on avait d'abord forcé celle-ci. Les mots de *cessation de spasme*, de *dilatation vitale* n'étaient, comme on le voit, que l'expression inexacte d'un phénomène qu'on n'avait pas suffisamment étudié.

Une conséquence importante de ce que je viens de dire, c'est que si l'on pouvait immédiatement annihiler toute autre résistance que celle qui s'exerce à l'extrémité de la bougie, celle-ci pourrait très probablement pénétrer plus avant, jusqu'à ce que la résistance des parties nouvellement traversées jointe à celle des parties qui ne le sont pas encore fasse, comme dans la première tentative, équilibre à la pression qu'il est possible d'opérer. Or, c'est à quoi je parviens par un artifice bien simple. Je substitue à la première bougie une autre plus volumineuse et à cône moins allongé. Celle-ci, plus forte, supporte une pression plus énergique, elle agit uniquement sur les parties déjà dilatées par la première et les dilate encore d'avantage, de sorte que si l'on revient à la première, elle n'éprouve plus aucune résistance à sa periphérie dans les points où elle se trouvait auparavant fortement étreinte. Point de raison par conséquent pour qu'elle ne traverse une seconde partie du rétrécissement comme elle avait traversé la première. On alterne ainsi jusqu'à ce qu'on ait complétement franchi l'obstacle. C'est comme s'il existait plusieurs rétrécissemens et qu'on se débarrassât de l'étreinte des premiers pour agir plus efficacement sur les autres.

Ainsi, les auteurs conseillent, lorsqu'on ne peut pas franchir une coarctation avec une bougie, d'en prendre une plus fine encore et plus effilée;

moi je conseille d'en prendre une plus grosse et à cône plus abrupte, mais pour revenir ensuite à la première. Une bougie plus fine, il est vrai, ne serait pas étreinte aussi fortement que celle qui l'aurait précédée par la portion que celle-ci aurait traversée; mais lorsqu'on a commencé par une bougie déjà très fine, il n'est guère possible de descendre, et d'ailleurs l'avantage qu'on pourrait retirer de cette substitution serait plus que compensé et détruit par la résistance moindre de l'instrument.

Cette idée, tout à fait d'accord avec ce que nous savons actuellement de la texture constante des rétrécissemens organiques et des propriétés des tissus fibreux, n'est pas seulement à l'état de théorie; mais elle a été mise plusieurs fois à exécution avec succès, notamment dans les cas suivans.

Un homme me fut adressé, le 14 mai 1843, par le docteur Beaugrand, pour un rétrécissement des plus durs et des plus étroits existant à l'union du bulbe et de la portion membraneuse. Comme la rétention d'urine était complète et les accidens urgens, il importait de débarrasser promptement la vessie. Après avoir alterné, pendant une heure au moins, les manœuvres que je viens de décrire, je fis pénétrer une petite bougie conique, puis une sonde élastique d'un très faible numéro, sans qu'il sortît une seule goutte de sang, et je vidai la vessie. Le soulagement fut immédiat et le traitement marcha avec rapidité.

Un autre malade qui me fut adressé par le docteur L. Hoffmann (l'un de ceux que j'ai cités en parlant de l'incontinence d'urine), avait de nombreux rétrécissemens dans les diverses parties de l'urèthre et notamment à sa courbure où j'en trouvai un très dur et très étendu. Les mêmes manœuvres furent absolument nécessaires pour pénétrer dans la vessie, et encore me fallut-il les répéter pendant au moins cinq ou six jours.

Un soldat d'Afrique avait séjourné pendant six mois à Montpellier dans le service fait alternativement par MM. Lallemand et Serre, sans que ces deux habiles chirurgiens eussent pu franchir un rétrécissement qu'il portait au niveau de la racine de la verge. L'urine s'écoulait presque entièrement par une fistule périnéale. Cet homme vint à pied à Paris, pour voir s'il y trouverait plus de soulagement. Entré, le 31 janvier 1845, dans le service de M. le professeur A. Bérard, salle Saint-Gabriel, 26, il avait déjà été soumis à deux tentatives inutiles de catéthérisme, et l'on en essayait une troisième lorsque je survins. J'exposai mon procédé à

M. Bérard, qui le mit immédiatement à exécution et pénétra en quelques minutes dans la vessie. La cautérisation antéro-postérieure avait été inutilement pratiquée sur ce malade, à Montpellier.

Assistant, le 18 avril dernier, à la visite de M. Serres, ce professeur me fit voir dans son service un malade affecté d'un rétrécissement à la courbure de l'urèthre qu'on n'avait pu franchir, malgré des tentatives réitérées. Cet homme, désespéré de l'inutilité de ces efforts, ne voulait plus se soumettre à de nouvelles épreuves ; mais il céda, et il eut bientôt occasion de s'en applaudir; car, après que j'eus agi avec une petite bougie, puis avec une grosse, en revenant à la première, je pénétrai sans difficulté jusque dans la vessie.

Toute simple qu'elle est, la méthode que je viens d'exposer n'en a pas moins, si je ne m'abuse, une très grande valeur; car souvent, dans le traitement des rétrécissemens de l'urèthre, l'introduction de la première bougie est le point le plus difficile et le plus essentiel. Ou bien, elle permet presque toujours de franchir immédiatement l'obstacle, sans danger, sans écoulement de sang, presque sans douleur, et la vessie se trouve à l'instant débarrassée; ou bien, s'il arrivait, ce qui est très rare, que, malgré le passage de la bougie, l'urine ne pût sortir, même en partie, il serait facile d'introduire immédiatement une petite sonde de gomme élastique, munie d'un fil d'argent légèrement recourbé près de son extrémité interne.

Outre qu'elle ne soulage pas de suite le malade, la méthode de Dupuytren n'est pas exempte d'inconvéniens. Laisser une bougie au devant du rétrécissement pendant 12 ou 24 heures n'est pas chose aussi facile qu'on pourrait se l'imaginer : par son propre poids, l'instrument tend toujours à se déplacer; les mouvemens continuels du malade, l'agitation à laquelle il est en proie, ses efforts pour uriner, concourent au même effet, et il est même presque toujours invinciblement porté à l'extraire, dans la crainte qu'il ne s'oppose au passage de l'urine. Il faudrait, en conséquence, ou bien que le malade réintroduisît lui-même à chaque instant sa bougie, et quelles mains inexpérimentées pour une opération aussi délicate ! ou bien qu'on la fixât avec des liens contre l'obstacle, et encore elle se déplacera presque toujours, pour peu qu'elle se courbe, que les liens se relâchent ou se dérangent, que la verge s'allonge, etc. Il est même arrivé que son bec, en pressant sur les tissus sains, en a déterminé l'ulcération et la perforation.

Du traitement curatif des rétrécissemens de l'urèthre.

En tête des moyens propres à ramener l'urèthre à son diamètre normal, je dois placer la dilatation qui n'est qu'une extension du tissu qui compose le rétrécissement : et, en effet, si la rétractilité insensible est une propriété caractéristique des tissus fibreux, leur extensibilité n'est pas moins remarquable. Combien de fois de simples tractions n'ont-elles pas suffi pour redresser des membres maintenus à l'état de flexion par le raccourcissement de leurs ligamens ou de leurs muscles passés à l'état fibreux? Combien de fois n'a-t-on pas, par le même moyen, allongé des cicatrices et ramené à leur position naturelle des organes qu'elles avaient renversés dans un sens ou dans l'autre?

Mais, comme on le pense bien, l'allongement ou la dilatation ne changent en rien la structure du tissu; les aréoles ou les vaisseaux n'en restent pas moins ce qu'ils étaient : c'est toujours du tissu fibreux, et comme tel il conserve sa tendance à revenir sur lui-même si on ne le maintient pas distendu, du moins à intervalles plus ou moins rapprochés. Toutes les médications imaginables, internes, externes, locales, générales, ne pourront le faire changer de nature et par conséquent de propriétés.

Ainsi donc, les remèdes antisyphilitiques, fondans, calmans, antiphlogistiques, etc., qui ont été tour à tour préconisés pour faire disparaître les rétrécissemens de l'urèthre, pourront bien être utiles pour combattre les complications; mais on aurait tort d'y compter pour prévenir les récidives.

Mais, pour produire l'extension d'un tissu fibreux, la force mise en œuvre doit souvent agir avec une certaine intensité, et, sinon d'une manière continue, du moins d'une manière graduelle et par intervalles assez rapprochés.

Or, dans quelques circonstances que j'ai signalées, le rétrécissement s'accompagne d'une telle sensibilité de la muqueuse uréthrale que l'introduction des instrumens ne peut s'opérer sans provoquer des douleurs extrêmement vives; ou bien il est tellement résistant que les moyens nécessaires pour le dilater ne pourraient être employés assez longtemps et avec assez de force sans provoquer des accidens; ou bien il se reproduit si vite qu'il serait impossible de cesser, pendant quelques jours seulement, l'usage de la dilatation.

Que faire alors? On a conseillé la cautérisation, l'usure, l'excision, l'incision, et chacune de ces méthodes a été exaltée par les uns et blâmée par les autres.

Consultons encore l'analogie et rappelons des faits bien établis avant d'arriver à ceux qui sont en discussion.

Quand une cicatrice trop étroite ne peut être suffisamment élargie, quand une aponévrose, un ligament, un tendon, un muscle rétractés ne peuvent être suffisamment allongés ou maintenus allongés, les cautérise-t-on? On s'en garderait bien; car on produirait une perte de substance, et celle-ci serait remplacée par une cicatrice plus disposée encore à se rétrécir que le tissu mortifié. Joignons à cela que l'élimination ne pourrait être opérée que par une inflammation des parties environnantes et une suppuration prolongée dont l'effet serait d'étendre plus au loin la dégénérescence fibreuse.

Eh bien ! tout nous prouve qu'il en est de même pour les rétrécissemens. J'ai vu un certain nombre de malades qui avaient été traités par la cautérisation, et tous disaient que leur état était redevenu pire qu'auparavant. J'en ai traité un qui avait été cautérisé pour un rétrécissement du bulbe peut-être plus de soixante fois par Ducamp et par d'autres, et son rétrécissement revenait avec tant de force sur lui-même que, du jour au lendemain, il se reproduisait dès qu'on cessait la dilatation.

Chez un autre malade, qui avait un rétrécissement léger dans la région spongieuse, la cautérisation faite par un praticien des plus distingués fut suivie d'une uréthrite très intense et d'une aggravation si rapide du rétrécissement, que c'est pour cela qu'il me fit appeler immédiatement.

De là vient sans doute que les chirurgiens qui préconisent le traitement des coarctations uréthrales par la cautérisation professent les opinions les plus contraires sur son opportunité. Suivant M. Lallemand, ses avantages sont d'autant plus manifestes et ses inconvéniens d'autant moindres que le rétrécissement est plus ancien et plus étendu (MAL. DES ORG. GÉN. URIN.; 2ᵉ partie); d'après M. Civiale, le caustique ne conviendrait qu'au début du mal et quand il n'existe qu'une simple bride ou un rétrécissement peu avancé. (MÉM. ADRESSÉ A L'ACAD. DES SCIENCES le 24 oct. 1842.) Je dois à la vérité de dire que M. Civiale n'est pas grand partisan de cette méthode, et que M. Lallemand revient de plus en plus de la bonne opinion qu'il en avait.

Quand le rétrécissement ne peut admettre le porte-caustique, et qu'on est obligé de cautériser d'avant en arrière, on est exposé à faire des fausses routes profondes (1) ou bien à ouvrir les cellules du corps spongieux, et à donner lieu, soit à des abcès, soit à des hémorrhagies effrayantes. Ce dernier accident surtout paraît ne pas être rare: Wathely (ON STRICTURES, p. 60), Sanson (THÈSE SUR LES HÉMORRHAGIES, p. 290), M. Amussat (LEÇ., p. 123), M. Babington (ANNOT. AUX ŒUVRES DE HUNTER, tom. II, p. 319) en citent des exemples ; M. Legrand en a vu un cas presque mortel (GAZ. MÉD., 1836, p. 554) ; enfin, MM. Bégin et Lallemand parlent d'un autre qui s'est terminé par la mort. (DICT. DE MÉD. ET DE CHIR. PRAT., t. XIV, p. 331.)

D'ailleurs, quels sont les résultats de cette méthode ? Les plus préve-nus en sa faveur conviennent actuellement qu'elle ne met pas à l'abri de rechutes. « Lorsque j'ai publié mon premier mémoire, dit M. Petit, je croyais que les guérisons que j'avais obtenues seraient sans récidive ; mais l'expérience m'a depuis prouvé le contraire. » (REVUE MÉD., 1837, t. III.) M. Dubouchet, grand partisan de la cautérisation, dit que lorsque ce traitement a été *incomplet*, les malades reviennent avec des difficultés plus grandes et des rétrécissemens plus durs qu'auparavant (RÉT. D'URINE, 1834, p. 262) ; Ducamp lui-même convient d'avoir vu des rétrécissemens aggravés par le caustique (TRAITÉ DES RÉTRÉCISS., 2e édit., p. 160) ; M. Amussat dit que si le rétrécissement est ancien, calleux et situé dans le bulbe, le caustique le rend plus difficile à guérir, et il en cite des exemples (LEÇ., p. 133) ; de son côté, M. Leroy-d'Etiolles dit qu'il ne convient pas dans la région spongieuse : il a vu, dans un cas, l'urèthre devenir calleux et inguérissable (JOURN. DES CONN. MÉD., août 1843, p. 323) ; M. Jobert cite aussi un cas analogue (GAZ. MÉD., 1836, p. 500). Cette aggravation n'avait pas non plus échappé à Boyer : sur un malade qui avait subi quinze ou vingt fois l'application de la pierre infernale, il n'a jamais pu franchir le rétrécissement avec une sonde d'argent conique, presque pointue, poussée avec toute la force possible. Bien plus, il a vu un autre malade chez lequel, à la suite de plusieurs applications de la bougie chargée du caustique, le méat urinaire s'était rétréci au point que,

---

(1) Lorsque le rétrécissement occupe le lieu qui en est le siége le plus ordi-naire, c'est-à-dire la jonction de la portion membraneuse avec le bulbe, et qu'il existe, dans ce dernier, une de ces fausses routes que j'ai dit être si communes, il est presque impossible qu'on ne s'égare pas en pratiquant la cautérisation an-téro-postérieure.

par la suite, le rétrécissement de l'urèthre s'étant renouvelé et l'usage de la sonde étant devenu nécessaire, il fut obligé, pour l'introduire, d'agrandir l'orifice du canal avec le bistouri (MAL. CHIR., t. IX, p. 133). Ainsi, non seulement le caustique ne guérit pas les rétrécissemens d'une manière radicale, mais encore il les aggrave; il peut même en produire qui n'existaient pas. Ch. Bell dit avoir certainement vu une chaîne de rétrécissemens produits par le caustique (ON THE DISEASES OF THE URETHRA, etc., p. 106). Tout cela est parfaitement d'accord avec ma théorie.

L'excision serait-elle préférable à la cautérisation dans le traitement des cicatrices ou des dégénérescences fibreuses? Je fais ici abstraction des dérangemens fonctionnels qui pourraient en résulter, et je réponds : Oui; mais à la condition de pouvoir éviter tout travail de réparation capable de remplacer un tissu rétractile par un autre qui ne le serait pas moins; autrement on aurait plus perdu que gagné. Ainsi, quelquefois on enlève des cicatrices trop dures et on rapproche les bords de la plaie de manière à obtenir leur réunion immédiate. Cette opération a des avantages, parce qu'on remplace un tissu peu élastique par un autre qui l'est beaucoup plus; mais en serait-il de même si on enlevait une cicatrice pour laisser la plaie suppurer et une cicatrice nouvelle se reformer à la place de la première? Une pratique semblable paraîtrait irrationnelle, et c'est cependant ce qu'on fait quand on cautérise, ou qu'on use, ou qu'on excise un rétrécissement de l'urèthre. Là il n'y a pas de réunion immédiate à tenter, la plaie ne pourra se recouvrir que par un tissu de cicatrice, et ce tissu ne sera pas moins rétractile que le tissu normal qui avait été tout simplement dénaturé par l'inflammation.

On dit qu'en entretenant la dilatation, on obtient une cicatrice plus étendue que l'induration qu'on a fait disparaître. Je demanderai d'abord comment on s'est assuré en pareil cas qu'on a obtenu une cicatrice parfaite, malgré le séjour et les frottemens des corps dilatans : ce n'est ni par la sensibilité, ni par l'abondance de la suppuration; car beaucoup de plaies, à une certaine époque, suppurent peu et sont peu sensibles. Ensuite, je ferai observer qu'avant de se rétrécir, les parois uréthrales avaient une largeur que ne dépassera probablement pas la cicatrice; qu'elles n'en sont pas moins arrivées au point de s'opposer au cours de l'urine, et qu'il n'y a aucune raison de penser que la cicatrice, tissu fibreux anormal s'il en fut jamais, aura moins de tendance à se rétracter que le tissu primitif modifié dans sa texture.

Ainsi, nous voyons qu'aucune de ces méthodes ne ramène les parois uréthrales à leur structure originelle, condition sans laquelle on ne peut leur rendre leur souplesse, et qu'on ne fait au contraire que substituer à une espèce de tissu fibreux une autre plus éloignée encore de l'état normal.

Examinons maintenant les résultats de l'incision.

Avant l'invention des procédés autoplastiques, on ne connaissait pas d'autre moyen de remédier aux cicatrices qui, sous forme de brides, impriment aux parties une disposition vicieuse et qui résistent à la distension. On coupait ces brides en travers dans un ou plusieurs points de leur longueur, et on tâchait, en empêchant les bords des incisions de se rapprocher, d'obtenir, dans les intervalles, des cicatrices nouvelles qui s'ajoutaient ainsi à l'ancienne comme autant de pièces d'allongement. Ces cicatrices nouvelles ne sont pas moins rétractiles que la première, et ce n'est pas chose extraordinaire que de les voir ramener les parties à un état plus ou moins voisin de l'état précédent; mais il est rare cependant qu'elles n'apportent pas quelque amélioration, et qu'à l'aide de moyens contentifs employés de temps en temps, on ne parvienne pas à prévenir le retour d'une difformité aussi désagréable que celle qui existait avant l'opération.

C'est surtout quand il s'agit d'aponévroses, de tendons, de ligamens ou de muscles rétractés que les résultats sont favorables, et ici je ne parle pas de ceux que nous fournit, en pareils cas, la méthode sous-cutanée, parce que nous ne pouvons rien faire pour les rétrécissemens de l'urèthre, qui place les parties divisées dans les conditions heureuses où se trouve une plaie sous-cutanée; mais de ceux-là seulement qu'on obtenait en incisant les tégumens en même temps que les parties rétractées. Or, n'a-t-on pas redressé des pieds-bots en coupant ainsi le tendon d'Achille? N'a-t-on pas également redressé la tête en divisant de la même manière le sterno-cleïdo-mastoïdien? J'ai vu, en 1836 ou 1837, M. Roux obtenir un succès assez beau en coupant, à peu de distance de leurs attaches, les deux tendons de ce muscle à l'aide d'une incision transversale de 8 centimètres de longueur. N'est-ce pas encore ainsi que Dupuytren a obtenu ses succès dans les cas de rétraction de l'aponévrose palmaire?

Autant que j'ai pu en juger dans le cas de section du sterno-cleïdo-mastoïdien dont j'ai été témoin, la cicatrice qui réunit les deux bouts des muscles a plus de tendance à diminuer de longueur, lorsqu'elle s'est faite ainsi sous l'influence de l'inflammation et de la suppuration que lorsqu'elle se produit à l'abri du contact de l'air ; mais si l'on n'avait pas d'autre moyen à employer, mieux vaudrait encore celui-là que rien, et il ne reste plus maintenant qu'à savoir si cette règle générale doit faire exception pour l'urèthre. Or, mes expériences, d'accord avec celles de MM. Amussat, Reybard, Ricord, etc., prouvent que non.

Les méthodes que je mets en usage pour le traitement des rétrécissemens de l'urèthre se réduisent donc à deux, la dilatation et les incisions. Je commence toujours par la première et je n'emploie la seconde que quand l'autre ne peut être mise en usage ou ne donne que des succès trop incomplets.

Je vais maintenant dire à quels procédés je donne la préférence.

Mais, avant tout, doit-on dilater lentement, graduellement et d'une manière continue, ou bien par intervalles, et le plus rapidement possible ?

Dans la première méthode, qui est celle de Desault, Chopart, Boyer et de beaucoup de chirurgiens contemporains, on introduit d'abord une sonde élastique d'un faible numéro, on la laisse à demeure pendant six ou huit jours, après quoi on la remplace par un numéro plus élevé, et ainsi de suite jusqu'à ce qu'on ait atteint un diamètre de 6 à 8 millim., ce à quoi on arrive ordinairement au bout de cinq ou six semaines et même deux mois.

Ce traitement a de nombreux inconvéniens.

Le premier, c'est qu'il est souvent impraticable. Il existe bon nombre de malades dont le canal est tellement sensible qu'il lui est impossible de supporter la présence d'une sonde pendant un jour ou deux, et, à plus forte raison, pendant six semaines. Cela a lieu surtout dans les cas où il est le siége de certaines inflammations chroniques dont j'ai déjà parlé.

Un second inconvénient de ce traitement, c'est qu'il condamne les malades à un repos absolu. Or beaucoup ne pourraient s'assujétir à cette inaction, sans porter gravement préjudice à leurs intérêts et quelques-uns même à leur santé.

Enfin, le troisième et le plus grave, c'est l'inflammation que le séjour d'un corps étranger pendant un temps aussi long ne manque presque jamais de provoquer dans les organes génitaux et urinaires. Tantôt ce sont des orchites, des cystites ou des néphrites, et quelquefois même l'inflammation s'étend jusqu'au tissu cellulaire extérieur aux organes; je pourrais citer une observation où des sondes à demeure provoquèrent une suppuration abondante du bassin et mirent ainsi le malade à deux doigts de sa perte. Tantôt le frottement ou la pression de ces instrumens sur les parois vésicales en déterminent la gangrène ou la perforation. Cependant je dois faire observer que les perforations de la vessie sont bien moins souvent l'effet du séjour des sondes qu'on ne le croit, et que la plupart de celles qu'on leur attribue ne sont, d'après mes recherches, que le résultat de l'inflammation, de l'ulcération et de la rupture spontanée des alvéoles et cellules qu'on rencontre si souvent chez les malades affectés de dysurie ancienne (v. p. 51). Ce fait ne doit pas être oublié; car, s'il est utile de connaître les dangers et les inconvéniens des moyens que nous mettons en usage, ce serait paralyser l'art que de leur attribuer des accidens dont ils ne sont pas cause; il ne faut pas qu'on reproche au chirurgien et que le chirurgien se reproche à lui-même des événemens imprévus, terribles, qu'il n'était en sa puissance ni de prévoir, ni d'empêcher.

Mais une lésion extrêmement grave et fréquente dont on ne paraît pas avoir toujours bien saisi la cause et le mécanisme, ce sont des ulcérations de la paroi inférieure de l'urèthre au niveau du ligament suspenseur de la verge(1), ulcérations que j'ai vues produire de simples érosions de la muqueuse, la destruction de toute l'épaisseur de l'urèthre, des abcès diffus du scrotum ou circonscrits de la cloison, l'infiltration urineuse des bourses, des fistules souvent incurables, l'inflammation et l'hémorrhagie de la tunique vaginale, la dénudation et l'inflammation du testicule, la mort par épuisement ou par extension de l'inflammation aux veines du bassin, ou bien un long rétrécissement du canal, lorsque la guérison avait lieu. Je ne m'étendrai pas davantage sur ce sujet que j'ai longuement développé dans un mémoire spécial (Jour. des conn. méd.-chir., 1840).

On voit, dans ce mémoire, qu'indépendamment des ulcérations qu'elles produisent au niveau du ligament suspenseur de la verge, les sondes ulcèrent aussi fréquemment le bord postérieur du col de la vessie. Cette action,

---

(1) M. Leroy-d'Etiolles s'est certainement trompé sur l'origine de la poche uréthrale qu'il a fait représenter à la page 94 de l'ouvrage qu'il a publié il y a quelques jours. Lorsqu'on a cessé à temps l'usage permanent des sondes, et que le foyer était circonscrit, celui-ci s'organise quelquefois : j'en possède un exemple. Mais le siége et la forme des poches qui en résultent ne peuvent laisser d'incertitude sur leur origine.

loin d'être nuisible, aurait peut-être l'avantage de prévenir la gêne que pourrait amener, dans le cours de l'urine, la saillie de ce bord, saillie qui complique si souvent les rétrécissemens de l'urèthre (v. p. 49). Resterait cependant à savoir ce que le travail de cicatrisation produit en pareil cas, et c'est ce que je ne puis dire parce que je n'ai jamais employé cette méthode moi-même et que je ne l'ai vu mettre en usage que dans les hôpitaux où les malades sont renvoyés aussitôt qu'on leur ôte la sonde et que le canal est dilaté.

Resterait encore à savoir si une dilatation obtenue ainsi lentement et par une action continue est plus durable que celle qu'on obtiendrait plus rapidement; mais je ne sache pas qu'on ait encore fait bien attentivement des observations comparatives. Nous verrons d'ailleurs qu'à l'aide de quelques petites précautions que les malades peuvent presque toujours prendre avec un peu de bonne volonté, cette persistance plus grande, en admettant qu'elle fût réelle, n'aurait pas tout l'avantage qu'on pourrait lui supposer.

Passons maintenant à l'examen de la dilatation brusque qui a été surtout préconisée par M. Mayor.

Pénétré probablement de l'idée que la résistance d'un rétrécissement est toujours la même quelle que soit la manière dont on l'attaque, M. Mayor paraît ne regarder le choix de la méthode que comme une question de temps : « S'il se trouve des malades, dit-il, assez poltrons et assez mal avisés pour préférer guérir avec beaucoup de temps et de patience, que promptement, commodément et impatiemment, tant pis pour eux. » (Ch. simpl., t. ii, p. 91). La douleur et les chances de déchirures ne paraissent rien pour lui : « S'il s'agit d'une vessie fortement distendue et qu'il importe de vider incessamment, et en même temps d'un canal très resserré qu'il faut forcer et pénétrer sans délai..., au lieu d'agir par séances ou à des intervalles plus ou moins rapprochés, je n'abandonne plus le malade et je fais succéder sans trop d'interruption mes différens cathéters les uns aux autres. » (*Ibid.* 98).

« Au moment où certaines coarctations viennent à céder, continue M. Mayor, on entend ou on éprouve un petit frémissement ou bruissement brusque comme si quelque chose se déchirait ou se *déplissait.* Il ne faut que s'en féliciter ; car on a triomphé de l'ennemi. » (Chir. simp., t. ii, p. 103). M. Mayor me permettra sans doute de regarder son *déplissement* comme fort hypothétique et de n'admettre alors qu'une déchirure.

Mais, comme on le voit, il ne s'en effraie pas. Je ne serais pas trop éloigné de partager son avis à cet égard s'il était bien sûr que le tissu sain ne se déchirera jamais avant le tissu morbide. Et si ce dernier se trouve assez dur pour ne pouvoir céder sans se rompre, n'y aurait-il pas avantage à l'inciser? le malade ne souffrirait-il pas moins; la division ne serait-elle pas plus nette, moins disposée à suppurer et à se rétrécir par conséquent? Lorsqu'un rétrécissement s'est rompu en quelque point, n'y a-t-il jamais à craindre que l'instrument ne se précipite hors du canal par cette ouverture?

Soyons justes cependant. Les résultats fournis par de grosses sondes dans les cas de spasme de l'urèthre et d'hypertrophie de la prostate ont très probablement eu une grande influence sur les idées de M. Mayor, et il est à croire que ce chirurgien a, dans beaucoup de cas, pris ces obstacles pour des rétrécissemens; mais M. Vidal, de son côté, n'est-il pas tombé dans une autre exagération en affirmant qu'il devait en avoir été toujours ainsi et que les véritables rétrécissemens organiques ne peuvent être traités par la méthode en question? (TRAITÉ DE PATH. EXT., t. V, p. 340.) Pour moi, je ne crains pas de le dire : oui, de véritables rétrécissemens, et beaucoup même *peuvent* être traités par cette méthode, parce qu'il en existe un certain nombre qui ne sont pas très étroits, et qui ne sont accompagnés de rétention d'urine que parce qu'ils sont compliqués de spasme du col de la vessie; d'autres qui sont presque linéaires; d'autres enfin dont le tissu n'est pas encore très condensé.

Mais toutes ces conditions favorables, on ne les connaît pas d'avance, et ce n'est presque toujours qu'après le résultat qu'on en a une idée exacte. Et pourquoi, s'il est possible, ne pas employer une méthode sûre et douce plutôt que de s'exposer à des déchirures, des fausses routes, et, dans tous les cas, de causer des douleurs intolérables?

On a, dans ces derniers temps, diminué les dangers de la méthode Mayor en ne forçant le rétrécissement qu'après l'avoir franchi; mais les douleurs ne m'ont pas paru moins vives et la réaction moins intense.

Les travaux du chirurgien de Lausanne n'auront cependant pas été inutiles pour la pratique ; car ils ont beaucoup contribué à propager cette opinion que la marche méticuleuse et lente généralement suivie jusqu'alors n'est pas nécessaire, et qu'on peut éviter une grande perte de temps, ainsi que les inconvéniens qui résultent d'un repos prolongé et du séjour d'une sonde pendant plusieurs semaines dans la vessie.

7

Depuis quelque temps plusieurs praticiens, rejetant ce que les deux méthodes que je viens d'examiner ont d'exagéré, en ont fait une mixte qui possède les avantages de l'une et de l'autre sans en avoir les inconvéniens. Voici, pour mon propre compte, celle que je suis habituellement et que j'ai exposée dans une note adressée le 1er mars 1844 à l'Académie de médecine.

Lorsque j'ai traversé un rétrécissement de la manière que j'ai indiquée, je remplace immédiatement ma première bougie par une seconde, également de gomme élastique et bien polie, à tige de 4 millim. environ de diamètre et à cône moins effilé, quoique toujours très flexible par son extrémité. Cette flexibilité est une condition essentielle parce qu'elle se prête facilement aux courbures du canal, et que la partie plus raide la suit toujours, tandis que l'instrument tendrait bien plutôt à faire des fausses routes au niveau de ces courbures s'il était raide à partir même de son extrémité. (1).

A l'aide de cette bougie, j'élargis le rétrécissement autant qu'il est possible de le faire ; mais sitôt que celui-ci ne cède plus à une pression modérée ou que le malade éprouve le sentiment d'une distension trop forte, je m'arrête ; je laisse en place cette bougie pendant quinze ou vingt minutes et je note quel est son diamètre dans le point correspondant au rétrécissement.

Si je n'ai obtenu qu'une faible dilatation, je recommence le lendemain avec la même bougie ; dans le cas où j'aurais pu, au contraire, faire pénétrer cet instrument jusqu'à sa partie la plus volumineuse, et c'est ce qui arrive très souvent, je commence le lendemain par introduire une bougie cylindrique d'un diamètre égal ou un peu inférieur à celui auquel j'étais parvenu la veille, et si, comme cela a lieu ordinairement, elle passe sans difficulté, je la remplace de suite par un numéro d'autant plus élevé que j'ai rencontré moins de résistance, et, sans désemparer, j'en passe successivement de plus en plus volumineuses tant qu'il n'en résulte pas

---

(1) Ces bougies coniques me semblent de beaucoup préférables aux instrumens métalliques, parce que ceux-ci, lorsqu'ils sont peu volumineux, exposent singulièrement à faire fausse route. En outre, elles dilatent on ne peut plus graduellement, tandis que les instrumens cylindriques n'y parviennent toujours que par saccades, quelque faible que soit la différence entre leurs divers numéros.

une douleur trop vive ou une distension trop forte. Il est rare qu'on ne puisse augmenter de deux numéros au moins de la filière Charrière qui est graduée par tiers de millimètre ; quelquefois on s'élève de 3, 4, 5 et même plus ; de sorte qu'en quelques jours on arrive à un diamètre de 6 et même de 8 millim. qu'on ne dépasse presque jamais.

Du moment que je m'aperçois que les bougies élastiques droites ont, en raison de leur volume, trop de rigidité pour s'accommoder facilement aux courbures du canal, j'en prends à courbure fixe, ou bien je fais usage de cathéters Mayor non troués.

Je pourrais exposer ici un certain nombre de faits qui prouvent que cette méthode est applicable dans beaucoup de cas et que des rétrécissemens même très étroits peuvent être guéris par elle en quelques jours seulement. C'est ainsi que j'ai guéri en cinq jours et sans le moindre dérangement un marchand ambulant qui ne me consulta qu'une semaine avant de quitter Paris. C'est encore ainsi qu'au moment où je relis ces lignes, je viens d'arriver en deux séances faites à vingt-quatre heures d'intervalle, à un diamètre de 6 millim. chez un Algérien dont le rétrécissement n'avait pu admettre, en premier lieu, qu'une bougie d'un millimètre à peine.

Cependant la dilatation ne se fait pas toujours avec cette facilité : quelquefois, arrivé à un certain degré, il est impossible d'aller au-delà ; eh bien ! j'ai recours alors à une action plus lente, et je laisse à demeure le corps dilatant. Mais ce sont des cas exceptionnels, et 2, 3... ou 24 heures au plus suffisent pour donner au rétrécissement un degré remarquable de dilatabilité (1).

Ce phènomène, qui est de même nature que ce que Dupuytren appelait dilatation vitale, me semble dû à un ramollissement inflammatoire, comme on en observe journellement dans les tissus fibreux naturels, et peut-être est-ce en provoquant un travail analogue que la cautérisation a paru quelquefois utile dans le traitement des rétrécissemens de l'urèthre. Autant que possible, c'est une sonde que je laisse alors à demeure, parce qu'elle permet au malade d'uriner sans être obligé de

---

(1) On voit en quoi cette conduite diffère de la dilatation permanente brusque, préconisée par M. Lallemand d'abord et depuis peu par M. Leroy-d'Etiolles. Dans ce dernier procédé, les sondes restent huit ou dix jours en place; seulement on en augmente chaque jour le numéro. Ce séjour prolongé ne m'a jamais paru nécessaire, et chez beaucoup sujets, d'ailleurs, il serait impossible.

l'extraire ; mais pour peu qu'en raison du volume de l'instrument ou de la sensibilité du canal, j'aie lieu de craindre une irritation trop vive, c'est une bougie de cire que je préfère. Celles-ci m'ont toujours paru beaucoup plus douces pour le canal et beaucoup plus faciles à supporter, d'autant plus que la chaleur et l'humidité du lieu leur donnent une flexibilité que n'ont jamais les sondes élastiques d'un volume égal. Je ferais toujours usage de ces bougies dans les cas en question, s'il n'était pas nécessaire de les extraire chaque fois que le patient a besoin d'uriner.

Ce que je viens de dire semblerait prouver la supériorité de la dilatation permanente sur la temporaire ; mais gardons-nous d'en tirer ici une conséquence prématurée. Je crois, en effet, avoir remarqué que la dilatabilité qu'on obtient de la sorte et pour ainsi dire artificiellement, ne dure pas ; et que le rétrécissement conserve une grande tendance à revenir au point où l'on se trouvait arrêté d'abord et qui semble être la limite de son extensibilité.

On pourrait, il est vrai, se demander si la dilatation ne persisterait pas plus longtemps, en prolongeant pendant un mois ou six semaines cette action de la bougie que je ne fais durer que 24 heures à peine. C'est une question à laquelle je ne pourrais répondre, parce que je n'ai jamais employé dans ma pratique la dilatation permanente. Je l'ai vu souvent mettre en usage dans les hôpitaux ; mais on sait qu'on en renvoie les malades aussitôt qu'on a obtenu un calibre suffisant, et qu'on n'y est presque jamais à même d'apprécier les suites du traitement. On serait peut-être porté à croire, au contraire, que l'inflammation provoquée par la présence prolongée d'un corps étranger ne fait qu'aggraver le mal et en rendre le retour plus rapide, si l'on réfléchit que la plupart des malades qu'on rencontre dans ces asiles ont déjà subi des traitemens plus ou moins nombreux par la même méthode. Mais jusqu'à présent on n'a constaté que des récidives, et comme aucune méthode n'en met à l'abri, il s'agirait d'établir moins l'existence de ces récidives que la rapidité avec laquelle elles ont lieu, épreuve comparative très difficile et qui n'aurait de valeur qu'autant qu'elle aurait été faite sur les mêmes malades et sur les mêmes rétrécissemens ; car il ne faut pas oublier qu'on observe à cet égard les plus grandes variétés.

Un homme de 50 ans était affecté d'un rétrécissement très étroit, existant à la courbure de l'urèthre, et qui, pendant dix années, avait été pour lui un supplice continuel. En une semaine, j'arrivai à passer une sonde

de 7 millimètres, à laquelle je m'arrêtai, et comme le sujet avait une certaine incertitude dans les mouvemens, je me bornai à lui recommander
de revenir me revoir aussitôt qu'il se manifesterait la moindre diminution
dans le jet urinaire. Mais quoiqu'il y ait bientôt quatre ans que tout traitement a été suspendu, les voies urinaires fonctionnent parfaitement, et il y
a dix-huit mois environ, je pus, dans l'unique intention de m'assurer de
l'état du canal, introduire une sonde du volume de celle par laquelle j'a-
vais terminé le traitement.

Je pourrais encore citer un septuagénaire, qui, il y a cinq ans, guérit
en douze ou quinze jours d'un rétrécissement de la région spongieuse.
Ce rétrécissement, des plus étroits, remontait à une époque bien éloignée,
puisqu'il avait nécessité l'introduction d'une bougie, à Pise, pendant la
campagne d'Italie. Depuis lors on n'avait rien fait, et l'urine était arrivée
à ce point de ne sortir que goutte à goutte. Pendant six mois environ, le
malade se passa une sonde tous les quinze jours d'abord, puis tous les
mois; mais, passé cette époque, il ne fit plus rien, et cependant j'ai
appris, il n'y a pas longtemps encore, que tout va parfaitement.

Mais, à côté de ces faits, j'en pourrais placer d'autres où le rétrécissement s'est reproduit complètement en un an et même en beaucoup moins,
sans que j'aie rien remarqué qui eût pu me faire prévoir cette différence.
Cela nous montre combien il est difficile de juger de la valeur des diverses méthodes de thérapeutique, quant à la durée de leurs résultats, et
combien il est important, pour éviter aux malades les désagrémens d'une
récidive, de ne pas les abandonner à une sécurité trompeuse.

Quant à moi, je préviens franchement les miens de l'incertitude de la
science à cet égard; je leur montre à s'introduire une bougie élastique à
courbure fixe, d'un numéro égal à celle par laquelle j'ai terminé le traitement, et je leur recommande de se la passer momentanément tous les
huit, quinze ou trente jours, suivant la tendance que le rétrécissement
paraît avoir à se reproduire; je leur conseille même de se munir d'une
deuxième bougie un peu moins volumineuse, afin de se la passer avant
la première, dans le cas où celle-ci éprouverait trop de résistance.

Il m'a semblé que la rétractilité des rétrécissemens diminue à mesure
qu'on s'éloigne de l'époque du traitement. Le tissu fibreux prend-il alors
un surcroît de nutrition en rapport avec sa nouvelle étendue, surcroît
qui augmenterait la somme de ses molécules constituantes? Je ne sais;
mais je serais porté à le croire. Quoi qu'il en soit, on pourra éloigner les

introductions de la bougie à mesure que le besoin s'en fera moins sentir.

Mais la dilatation n'est pas toujours, même momentanément, couronnée de succès; quelquefois le rétrécissement lui résiste, ou bien il ne lui cède que pour se reproduire aussitôt. Il ne faut pas pour cela se décourager, puisque la science actuelle nous offre encore une ressource; c'est le débridement ou la division du point rétréci par l'instrument tranchant.

Je ne ferai pas ici l'historique de cette méthode; cependant je dois dire qu'elle ne remonte guère au-delà du commencement de ce siècle. Il paraît qu'elle a été imaginée par Physick, de Philadelphie, qui fit connaître pour cela, en 1795, un instrument composé d'une lancette renfermée dans une canule. Quand la canule était arrivée au niveau du rétrécissement, il faisait saillir la lame, et la bride se trouvait divisée. (Voy. GAZ. MÉD., 1839, p. 553.) C'est un uréthrotôme de même genre qui a été imaginé par Doerner, et dont la description se trouve dans le premier volume du SIEBOLD'S CHIRON. Dzondi, de son côté, se servit d'un cathéter ouvert à son extrémité, et dans lequel on pouvait faire manœuvrer un bistouri en forme de lancette. (KLINISHES INSTITUT FUR CHIRURGIE, ZU HALLE, 1818, pl. II.) M'Ghie imagina un instrument analogue. (EDINBURGH MED. AND SURG. JOURN., 1823.) C'est M. Amussat qui le premier pratiqua cette opération en France et qui l'a véritablement régularisée (1824). Je ne décrirai pas ses instrumens, qui sont généralement connus, ainsi que ceux de MM. Ségalas, Tanchou, Ricord, L. Ratier, etc.

Je ne ferai qu'une remarque au sujet de ces uréthrotômes. Plusieurs peuvent être employés avec succès suivant les circonstances et suivant l'habitude qu'on a de s'en servir; mais ceux qui agissent d'avant en arrière et sans être guidés par un conducteur, exposent à des fausses routes dangereuses : on en a vu pénétrer jusque dans le rectum (Civiale, MAL. DES ORG. GÉNIT. URIN., t. I, p. 281). Les autres n'ont pas cet inconvénient; mais ils ont presque tous celui de ne pas indiquer les limites du rétrécissement, soit en avant, soit en arrière, et quelques-uns même dans aucun sens, ce qui expose à inciser les parties saines. C'est pour être sûr de n'agir que sur le tissu induré que j'ai fait construire celui dont je vais donner la description.

M. Leroy-d'Etiolles avait imaginé un instrument terminé par une olive recélant dans son intérieur deux, trois ou quatre petites lames qu'on peut faire saillir à la base de l'olive, de manière que si, après avoir fait passer ce renflement à travers la coarctation préalablement dilatée, on fait saillir ces lames, on peut, en retirant l'instrument, inciser l'anneau fibreux d'arrière en avant. Avec cet uréthrotôme, on ne court pas risque de blesser les parties postérieures au rétrécissement; mais il n'en est pas de même des antérieures qu'on est exposé à labourer dans une certaine étendue, surtout lorsque l'instrument s'échappe tout à coup de l'obstacle où il éprouvait de la résistance. Il peut en outre arriver, principalement dans la partie courbe de l'urèthre, qu'en le retirant on appuie plus fortement dans un sens que dans les autres, et que la scarification ne soit pas égale sur tous les points. Ajoutons que le rétrécissement n'étant pas soutenu en avant, ne se laisse pas couper aussi nettement, aussi facilement que s'il avait un point d'appui de ce côté.

Voici maintenant l'uréthrotôme que j'emploie depuis plusieurs années, et que j'ai présenté à l'Académie de médecine le 21 mars 1843. Il se compose d'un tube métallique de 3 millimètres de diamètre, long de 2 décimètres et demi, légèrement courbé à 5 ou 6 centimètres de son extrémité vésicale et terminé par un renflement olivaire de grosseur variable, suivant la dilatabilité du rétrécissement auquel on a affaire : je pense que trois numéros de 5, 6 et 7 millimètres de diamètre doivent suffire à toutes les indications. Ce renflement, qui se termine en cône allongé et bien lisse, présente vers sa base quatre fentes dans lesquelles se trouvent à couvert quatre petites lames supportées par une tige glissant dans le tube en forme de mandrin. Les fentes de l'olive se prolongent jusqu'à 4 ou 5 centimètres sur le tube, de sorte qu'en tirant ou poussant la tige centrale, les lames parcourent cet espace dans un sens ou dans l'autre.

Un second tube, moins long de 5 centimètres environ que le premier, engaîne celui-ci et peut glisser sur lui à la faveur d'une disposition qui lui permet de se mouler sur sa courbure. Il se termine également par un renflement de même volume que celui du tube intérieur ; mais ce renflement est en sens inverse, c'est-à-dire que sa base regarde celle de l'autre et présente aussi quatre fentes correspondantes à celles dont il a été question plus haut.

De cette manière, l'olive du tube externe peut être rapprochée plus ou moins de celle qui termine le tube interne et les lames qui sont logées dans celle-ci peuvent venir se loger dans l'autre. En supposant donc que le rétrécissement corresponde à l'intervalle des deux olives, les lames l'inciseront chacune de leur côté en parcourant ce trajet.

104

Ces lames ne dépassant pas la circonférence des olives, il arrivait quelquefois qu'elles ne faisaient qu'effleurer la surface du tissu induré. J'ai depuis quelque temps imaginé un mécanisme qui permet de les faire saillir avant de leur faire traverser le rétrécissement, et de les faire rentrer ensuite dans l'olive destinée à protéger les parties saines du canal contre leur action.

Je vais dire maintenant comment j'opère et de quelles précautions je m'entoure.

Avant de procéder à la dilatation, il suffit, pour ainsi dire, de s'assurer que le canal est bien réellement rétréci, et heureusement que les autres notions ne sont pas indispensables, puisque ce n'est que par la dilatation ou après la dilatation qu'on peut les acquérir. Mais il n'en est pas de même quand on juge la scarification nécessaire.

La sensibilité du canal, la résistance du rétrécissement et sa grande tendance à se reproduire étant les raisons principales qui rendent la dilatation insuffisante, ces notions ont dû nous être fournies par le traitement antérieur, celui par lequel je commence toujours, celui qui d'ailleurs est indispensable pour en employer un autre avec sécurité. Mais on conçoit que, lorsqu'il s'agit de scarifier, il faut connaître en outre, d'une manière précise, le siége, l'étendue et le nombre des points sur lesquels on doit agir.

A cet égard, une sonde ordinaire ne donne pas des notions suffisantes : serrée par l'entrée même du premier rétrécissement qu'elle traverse, elle ne transmet plus que des sensations confuses de ce qui se passe plus loin. On a dit, et M. Civiale a particulièrement insisté sur ce point, qu'en laissant à demeure pendant quelques heures une bougie de cire, les rétrécissemens déterminent à sa surface une empreinte qui indique exactement leur nombre, leur siége et leur étendue. J'ai beaucoup employé ce moyen parce qu'il est véritablement utile ; mais je dois dire que, seul, il est insuffisant.

D'abord, ce ne sont que les rétrécissemens les plus durs qui laissent une telle empreinte, et même, dans un rétrécissement, ce ne sont que les parties les plus résistantes ; de sorte qu'on serait presque toujours trompé sur le nombre et sur l'étendue des points coarctés. Ajoutons qu'avant d'arriver à un second et à plus forte raison à un troisième rétrécissement, la bougie peut avoir été dépouillée de sa cire par le premier ; car il faut, pour ramener une empreinte, que l'instrument ait été introduit avec une certaine force. D'ailleurs, il ne peut fournir des indications sur le champ même, parce qu'il faut un temps assez long pour que sa cire se ramollisse et que son tissu se gonfle, conditions qui sont essentielles.

La bougie à renflement dont j'ai déjà parlé est un moyen plus commode et plus sûr. On en choisit une dont l'olive terminale égale en diamètre la bougie à laquelle on avait été obligé de s'arrêter dans la dilatation, c'est-à-dire d'un volume tel qu'elle puisse passer, mais non sans éprouver une certaine résistance : on passe, s'il est nécessaire, un fil d'argent dans son intérieur ; on l'introduit jusqu'au rétrécissement, et l'on voit alors, par l'échelle marquée sur sa tige, à quelle profondeur on est arrêté. On en prend note ; puis on presse davantage, de manière à franchir l'obstacle ; après quoi l'on retire doucement la bougie jusqu'à ce que son olive se trouve arrêtée derrière cet obstacle, et on prend également note de cette nouvelle mesure. La différence entre ces deux mesures représente la longueur du rétrécissement. Il est bon toutefois de retrancher de cette différence 1 ou 2 millimètres, parce que l'olive ne s'arrête pas dans les deux cas au même point. Je suppose, par exemple, que j'aie obtenu 7 centim. de distance de l'orifice de l'urèthre à la partie antérieure du rétrécissement, puis 8 centim. à sa partie postérieure, la longueur du rétrécissement ne sera pas d'un centimètre, parce que l'olive s'est arrêtée, dans le premier cas, au devant de sa partie la plus saillante, et, dans le second, derrière. J'évalue à 2 millim. environ cette différence, et je dis que le rétrécissement a 1 centim. moins 2 millim., c'est-à-dire 8 millim.

Cela fait, je pousse la bougie plus avant, et si je rencontre un second rétrécissement, j'agis comme pour le premier, et ainsi de suite jusqu'à ce que l'olive ait pénétré dans la vessie. Je note également, chemin faisant, la résistance de chacun des rétrécissemens, la sensibilité des diverses parties du canal au passage de l'olive et la force nécessaire pour franchir le col de la vessie.

Enfin, je retire doucement la bougie, je vérifie, mais en sens inverse, l'exactitude de mes premières données, et je connais de cette manière le nombre des rétrécissemens, leur siége et leur longueur. J'ai de plus des notions exactes sur la sensibilité relative des diverses parties du canal, ce dont les bougies ordinaires ne donnent qu'une notion générale et tout à fait confuse ; et, si le bord postérieur du col de la vessie faisait une saillie trop prononcée, la résistance éprouvée dans ce point m'en avertirait.

On voit, qu'avec ces données, je puis agir sans incertitude, et lorsque j'ai bien constaté quel est le rétrécissement qui s'oppose aux progrès de la dilatation, je le scarifie.

Pour cela, je le dilate autant que possible au moyen d'une bougie de cire que je laisse pendant quelques instans dans le canal. On arrive presque toujours ainsi à un degré assez avancé ; car ordinairement le difficile est moins de dilater que de maintenir la dilatation ; or, la distension du canal n'étant que momentanée, peut être opérée avec une certaine énergie. Alors, je retire la bougie et j'examine les empreintes qu'elle rapporte pour les mettre à profit en les comparant avec le résultat de mes premières explorations, sans oublier toutefois ce que j'ai dit de leur valeur.

Cela fait, je choisis un uréthrotôme à olives égales ou même légèrement supérieures en volume au point par lequel la bougie correspondait au rétrécissement : ce choix est facile à faire à l'aide d'une filière. J'huile l'instrument, j'éloigne les deux olives l'une de l'autre, et je pousse celle de l'extrémité au delà du rétrécissement que je veux inciser. Je laisse alors l'instrument en place jusqu'à ce que la coarctation soit assez revenue sur elle-même pour ne plus permettre de retirer l'olive sans l'emploi d'une certaine force, ce qui n'exige souvent que quelques minutes. Ceci bien constaté, je pousse tout doucement la canule externe jusqu'à ce que l'olive qui la termine soit arrêtée au devant du rétrécissement : je vois à une échelle marquée, sur la partie du tube interne qui dépasse l'externe, quelle est la distance des deux olives, et si cette distance est égale à la longueur du rétrécissement ; je presse même un peu, de manière à rapprocher l'une de l'autre les deux extrémités de celui-ci, et à faire saillir davantage entre les deux olives le tissu induré qui le constitue ; je fais exécuter à la totalité de l'instrument quelques légers mouvemens de va-et-vient, et lorsque je me suis ainsi assuré que le rétrécissement est bien fixé entre les deux renflemens, il ne me reste plus qu'à tirer le mandrin central pour que les quatre lames qu'il supporte passent de l'olive terminale dans l'autre, après avoir traversé et incisé dans un, deux, trois ou quatre sens, selon le nombre des lames, les tissus compris dans cet intervalle. La facilité avec laquelle sort alors l'olive terminale indique le succès de l'opération.

Celle-ci n'est que très peu douloureuse ; le malade la sent à peine, parce qu'on n'incise que du tissu induré. La même raison fait aussi qu'il s'écoule à peine quelques gouttes de sang ; mais ce qui prouve qu'on a réellement incisé le rétrécissement, c'est qu'on peut immédiatement, à moins de circonstances particulières, telles qu'une seconde coarctation, introduire une bougie presque double de celle qui, auparavant, avait déjà beaucoup de peine à entrer.

Si l'on a à scarifier plusieurs rétrécissemens, il y a avantage à le faire de suite, puis on passe un corps dilatant aussi fort que le canal peut l'admettre sans en être trop fatigué ; et comme il est important de le laisser quelques heures en place pendant dix, douze et même quinze jours, s'il est possible, je préfère les bougies de cire pour les raisons que j'ai déjà exposées. Plus tard, le malade ne s'introduit plus la bougie que momentanément, matin et soir, puis une fois par jour ; enfin, il éloigne ces introductions d'autant plus que la partie malade paraît avoir moins de tendance à se rétrécir de nouveau. Plusieurs fois il m'a suffi de ne les passer, dès le début, qu'une ou deux fois par jour.

Si, par une raison quelconque, on n'avait pu obtenir d'une première scarification toute la dilatation désirable, on en ferait une seconde avec un instrument plus fort ; mais je pense qu'avec mon nouveau système qui permet d'augmenter la saillie des lames, il sera rarement nécessaire de recourir à une nouvelle opération.

Jusqu'à présent j'ai toujours employé un uréthrotome à quatre lames : cela se concevra si l'on réfléchit que je n'en fais jamais usage que pour des rétrécissemens assez avancés, et que, lorsqu'un rétrécissement en est venu à n'avoir plus qu'un millimètre à peine de diamètre, ou bien quand il offre une grande résistance à la dilatation, il est difficile d'admettre que toute la circonférence des parois uréthrales ne soit pas affectée. Supposons, en effet, qu'elles soient restées saines dans un quart ou même un sixième de leur pourtour, la coarctation serait moins étroite et plus dilatable.

Admettons, au contraire, que l'altération de tissu occupe toute la circonférence, un instrument à quatre lames est évidemment plus avantageux que s'il en avait moins et surtout que s'il n'en avait qu'une, comme la plupart de ceux qui ont été inventés jusqu'à présent. J'ai dit, en effet, qu'un urèthre assez rétréci, assez induré pour avoir besoin d'être scarifié, est souvent comme étranglé extérieurement. On ne tarderait donc pas, pour peu qu'on incisât profondément, à dépasser de beaucoup l'épaisseur des parois et à pénétrer dans les parties ambiantes : de là pourraient naître, surtout dans les régions où le canal n'est entouré que de tissu cellulaire lâche, une inflammation, une infiltration urineuse et même une fistule. Or c'est ce à quoi on s'exposerait si l'on voulait obtenir d'une seule incision tout l'effet qu'on désire. Si, au contraire, on fait plusieurs incisions avec un instrument à lame unique, l'opération se trouve bien plus compliquée, très longue, et il est difficile de lui donner une grande précision.

Ainsi mon uréthrotôme n'expose ni à faire fausse route, ni même à dépasser les parties malades ; le chirurgien le moins habitué peut en faire usage aussi bien que qui que ce soit, puisque toute l'habileté consiste à comprendre le rétrécissement entre les deux olives et qu'on peut y mettre tout le temps nécessaire ; on n'a pas crainte d'appuyer trop dans un sens ou dans l'autre, puisque la partie rétrécie se moule sur l'instrument comme une sonde élastique sur son mandrin. En un instant presque indivisible, on incise dans quatre sens, ce qui, avec peu de profondeur des incisions, donne un résultat très marqué.

Quand il s'agit d'un rétrécissement à l'orifice même du gland, il suffit de l'inciser par en bas à l'aide d'un bistouri boutonné, et alors on est presque maître d'obtenir une dilatation durable en ayant soin, comme le conseille M. Amussat, de détruire chaque jour, avec la pointe d'un bistouri, la cicatrice qui tend à se faire vers l'angle de réunion des deux lèvres de la plaie, jusqu'à ce que celles-ci soient recouvertes d'une pellicule bien formée. Je n'ai jugé qu'une seule fois nécessaire de mettre ce procédé en usage et j'ai parfaitement réussi. Il est dommage qu'il ne puisse être employé qu'à l'orifice même de l'urèthre là où il serait le plus facile de s'en passer.

Quant aux scarifications de l'intérieur, nous n'avons d'autres moyens que la dilatation pour prévenir leur réunion. On sait combien, après l'incision des cicatrices de la peau, on a de la peine à empêcher, par la distension, le rapprochement des bords de la plaie, et cependant l'expérience prouve qu'avec de la persévérance et des soins bien entendus on arrive, malgré cela, à des résultats avantageux. Il en est de même ici de la dilatation. Dans les cas où la scarification m'a le moins bien réussi, j'ai toujours obtenu plus d'elle que de la dilatation simple. Mais, je dois l'avouer, et ici le résultat est parfaitement d'accord avec l'analogie, on n'est jamais assuré d'une guérison radicale : la scarification ne modifie en rien le tissu fibreux et ne lui ôte pas sa rétractilité ; elle ajoute bien quelque chose à la surface précédemment existante ; mais ce quelque chose n'est qu'une cicatrice et chacun sait avec quelle énergie les cicatrices se rétractent quand elles ne sont pas maintenues en état de tension. Si donc on n'a pas soin de passer de temps en temps un corps dilatant dans l'urèthre, comme je l'ai dit à propos de la dilatation, on sera très exposé à voir le rétrécissement se reproduire, seulement dans un temps plus éloigné que si l'on s'était borné à la dilatation.

J'ai déjà cité, d'après Boyer, le cas d'un homme qui, après la section d'une partie de la verge, avait eu un rétrécissement très étroit de l'extrémité de l'urèthre. Or voici ce qui se passa : « Il fallut, dit l'auteur, agrandir cette ouverture avec le bistouri, et la tenir dilatée au moyen d'une sonde de gomme élastique. Après deux mois de l'usage constant de la sonde, le malade urinait librement et à gros jet ; mais comme je craignais le rétrécissement ultérieur de l'extrémité de l'urèthre, je lui recommandai de se servir de la sonde de temps en temps ; ce conseil ne fut pas suivi ; et l'urèthre s'étant rétréci de nouveau, il fallut revenir à l'usage des sondes *en commençant par les plus fines.* » (MAL. CHIR., t. x, p. 366, 4° éd.) Ce fait nous montre le degré de confiance que méritent certaines promesses de guérison infaillible et radicale.

Je pourrais rapporter ici, si l'espace me le permettait, un certain nombre de faits d'où découleraient les conséquences suivantes :

1° Il est des cas où la dilatation est impossible à cause de la sensibilité du canal qui ne permet pas, non seulement de laisser des instrumens à demeure, mais encore d'en introduire momentanément d'aussi volumineux et autant de fois qu'ill e faudrait.

2° Il est d'autres cas où cette même méthode est inefficace, à cause de la dureté du rétrécissement qui ne cède pas ou qui ne cède que très difficilement à l'action des bougies.

3° Il en est d'autres encore où elle est insuffisante, parce que le rétrécissement est doué d'une rétractilité telle qu'il se reproduit presqu'aussitôt que l'action dilatatrice a cessé.

4° Dans tous ces cas, la scarification peut fournir de très bons résultats.

5° Cependant cette méthode ne met pas à coup sûr à l'abri de récidive et ne dispense pas de l'obligation de passer une bougie de temps en temps.

6° Enfin, il est des cas où, malgré la dilatation et la scarification, et bien que le canal laisse passer une bougie très volumineuse, l'excrétion urinaire ne se fait que très imparfaitement, très incomplètement. Cela tient presque toujours à ce qu'il s'est formé, au col de la vessie, une valvule à laquelle on n'avait pas fait attention jusqu'à présent.

Alors il faut bien se garder de tourmenter les malades par l'introduction répétée de sondes volumineuses, comme on le fait ordinairement. Cette manière d'agir ne sert qu'à irriter le canal et aggraver la dysurie. Le seul traitement rationnel est celui que j'ai proposé dans mes RECHERCHES SUR LA NATURE ET LE TRAITEMENT D'UNE CAUSE FRÉQUENTE ET PEU CONNUE DE RÉTENTION D'URINE, et particulièrement l'incision de la valvule.

Voici un fait qui aura ici d'autant plus d'autorité que je n'ai joué, dans son accomplissement, qu'un rôle tout à fait secondaire.

M. B...., 60 ans, fort et vigoureux. A 20 ans, blennorrhagie légère qui s'arrêta bientôt par des injections. Jusqu'à 55 ans environ, rien d'inquiétant ; mais, à partir de ce moment, diminution graduelle du jet urinaire, qui devient entortillé, bifide ; urines catarrhales.

Arrivé à Paris, au commencement de novembre 1844, cet homme s'adresse à M. Ségalas. Rétrécissement à 15 centim. (5 pouces 1/2). Dilatation et cautérisation, injections d'eau froide. Malgré cela, la vessie ne se vide que très incomplètement et les urines restent catarrhales. Le malade apprend à se sonder et acquiert ainsi la faculté de dormir. Une dixaine d'injections faites dans la vessie avec une solution de nitrate d'argent font disparaître le catarrhe ; mais la rétention résiste à tout pendant sept mois environ.

A cette époque, M. Ségalas, connaissant mes idées sur la complication des valvules du col de la vessie avec les rétrécissemens de l'urèthre, et témoin des heureux résultats que j'obtiens de l'incision de ces valvules, pensa que son malade pourrait bien en avoir une, et m'invita à l'examiner. L'exploration ayant confirmé les présomptions de cet habile et judicieux praticien, il fit lui-même l'opération, le 16 mai, à dix heures, moi présent, ainsi que M. le docteur Richard, régisseur des haras du Pin, et M. Daleau, élève des hôpitaux.

Sans m'arrêter aux détails, qui seront mieux placés dans un mémoire que je vais publier comme complément de mon dernier ouvrage, et où l'on trouvera plusieurs autres observations fort intéressantes, je dirai que, dès le jour même, le malade vida sa vessie sans efforts, que la nuit il n'urina que trois fois au lieu de 8 ou 10, que le lendemain les urines ne contenaient plus de sang, qu'il n'y eut point de fièvre, et qu'enfin, le 26, le malade traversa presque tout Paris, partie à pieds, partie en omnibus, pour se rendre chez M. Ségalas, qui s'assura de nouveau que la vessie se vidait parfaitement et que les urines étaient tout à fait naturelles.

Si je ne m'abuse, un pareil fait prouve sans réplique que la découverte des valvules du col de la vessie et de leur traitement a fait faire un pas immense à la thérapeutique des rétrécissemens de l'urèthre.

CHAPITRE IX.

QUELQUES REMARQUES SUR LES RÉTRÉCISSEMENS DE L'URÈTHRE CHEZ LA FEMME.

Ce que j'ai dit au sujet des rétrécissemens spasmodiques et inflammatoires trouve son application aussi bien chez la femme que chez l'homme. Je crois même pouvoir ajouter que les valvules spasmodiques ou passagères du bord postérieur du col de la vessie sont, pour la première, la cause la plus ordinaire de dysurie (voy. mes RECH. SUR UNE CAUSE, etc., p. 102 et suiv.); car elle n'a pas de prostate et elle n'est très rarement affectée de rétrécissemens organiques, par quelques-unes des raisons peut-être qui font que l'homme n'a que rarement des rétrécissemens de la portion membraneuse avec laquelle l'urèthre de la femme a beaucoup d'analogie. Je n'ai jamais rencontré qu'un exemple de ce dernier genre ; mais ce cas m'a paru remarquable à plus d'un titre.

Il s'agit d'une femme d'une quarantaine d'années que j'ai eu occasion de voir à la Charité, dans le service de mon maître, M. le docteur Bally. Elle avait une difficulté d'uriner causée par un rétrécissement de l'urèthre commençant à 4 ou 5 millim. au-dessus de l'orifice externe. Elle me dit que cette dysurie lui était venue à la suite d'une couche laborieuse qu'elle avait eue huit ans auparavant, et que cette infirmité n'avait toujours fait qu'augmenter jusqu'à présent. Elle n'avait jamais eu de blennorrhagie.

En peu de jours, je fis passer dans ce rétrécissement qui était assez dur, des bougies de plus en plus volumineuses ; mais, chose qui me surprit beaucoup, c'est que, dès le commencement du traitement, cette femme se plaignit d'une incontinence ; elle perdait ses urines goutte à goutte et continuellement. Je pensais d'abord que le sphincter avait été relâché par la distension que lui faisait éprouver l'urine arrêtée par le rétrécissement, et qu'il ne tarderait pas à reprendre sa contractilité ; mais il n'en fut rien ; car, quelque temps après sa sortie, cette femme revint nous voir affectée de la même infirmité.

J'espère que ne faisant rien au rétrécissement, il sera revenu à son premier état et que la malade n'aura rien perdu à en être traitée ; mais voici les réflexions que ce fait m'a suggérées.

1° Il est probable que, dans ce cas, l'urèthre, à partir du col de la vessie, aura été contus entre la symphyse du pubis et la tête de l'enfant, non pas assez pour se gangréner, comme cela n'a malheureusement lieu que trop souvent dans les accouchemens longs et laborieux ; mais de manière seulement à s'enflammer et à subir les conséquences de cette inflammation, à dégénérer en tissu fibreux. Des auteurs, et particulièrement Hoffmann (OPER. MED., t. II) et Saucerotte (MÉM. DE CHIR., t. I), ont rapporté des exemples de fistules vésico-vaginales compliquées de rétrécissement et même d'oblitération de l'urèthre. On a attribué ces complications à ce que l'urine ne passait plus depuis longtemps par le canal naturel : le fait que je viens de rapporter semble plutôt démontrer qu'elles tenaient à ce que l'urèthre avait participé au travail morbide qui avait produit la fistule, mais pas assez cependant pour se gangréner. Et en effet, pourquoi n'en serait-il pas de même dans une foule d'autres cas où l'urine s'écoule en totalité et depuis longtemps par une fistule ?

2° Comme il paraît que c'est particulièrement vers le col de la vessie et immédiatement au-dessus que la pression s'exerce en pareille circonstance, il sera fortement à craindre, lorsqu'on rencontrera des rétrécissemens ayant une telle origine, que le constricteur du col ne participe à l'induration, à la dégénérescence fibreuse et ne reste inapte à se contracter, si l'on vient à en opérer la dilatation. Je regrette bien de ne m'être pas enquis d'avantage sur la manière dont se faisait la miction avant que j'eusse dilaté le retentissement ; ce qu'il y a de certain, c'est que cette femme ne se plaignait pas d'incontinence et qu'elle parut plus tard regretter l'état où elle se trouvait en entrant à l'hôpital.

NOTE

SUR LES SONDES A COURBURE COURTE ET BRUSQUE, ET SUR QUELQUES AUTRES POINTS DE L'HISTOIRE DES MALADIES DE L'APPAREIL URINAIRE.

(Réponse à M. Leroy-d'Étiolles.)

Il y a plusieurs années déjà que j'adressais à M. Leroy-d'Etiolles quelques réclamations auxquelles il ne répondait pas. Comme il vient de rompre ce silence dans son livre SUR LES ANGUSTIES DE L'URÈTHRE d'abord, et ensuite dans la GAZETTE MÉDICALE du 30 août dernier, je puis enfin juger de la valeur de ses prétentions.

Je lui dois avant tout une amende honorable : il a véritablement le mérite d'avoir imaginé la sonde à double rotation. Toutefois, je crois avoir démontré qu'en l'appliquant à la mensuration du diamètre transversal des tumeurs prostatiques, il en faisait un emploi vicieux, par la raison que la même tumeur peut donner aux branches de cette sonde des degrés d'écartement très variables suivant qu'elle se trouve saisie près de leur extrémité ou près de leur jonction (RECHER. SUR LES MALAD. URIN., etc., p. 370.) L'*instrument* dont il est question dans ma lettre à l'Institut avait une destination toute différente : l'expérience dira s'il doit avoir un autre sort que *le requiescat* auquel M. Leroy le condamne. En tout cas, il reposera en nombreuse compagnie, grâce surtout à mon imaginatif confrère.

J'arrive au sujet principal des réclamations de M. Leroy.

Il commence par dire qu'il n'y a pas vingt ans que l'on a senti les avantages des sondes à courbure plus courte que celle des algalies ordinaires pour explorer la vessie, et il se partage cet honneur avec M. Heurteloup. A cet égard, il est dans l'erreur ; car, vers la fin du dix-septième siècle, Tolet avait déjà signalé l'utilité de ces sondes (DE LA LITHOTOMIE, ch. x), et ses remarques sur ce point de pratique ont été reproduites et appuyées par Deschamps (DE LA TAILLE, t. I).

Je n'ai pas hésité, M. Leroy-d'Etiolles en convient lui-même, à parler de ce qu'il a appelé sa *sonde à courbure courte et brusque;* mais lui, de son côté, ne devrait pas oublier qu'il donnait au bec de cette sonde 17 ou 18 lignes de longueur et qu'il lui faisait faire un angle de 45° avec le prolongement idéal de la tige (voir son TRAITÉ DE LITHOTRIPSIE, p. 34, 1836) ; tandis que le bec de la mienne n'a que que 6 à 8 lignes (1) et que son angle, mesuré comme le fait M. Leroy, est de 75°. Ainsi donc, n'est-il pas évident, comme je le lui ai déjà fait observer, que sa sonde à courbure courte et brusque ressemble bien plus aux algalies ordinaires que la mienne ne ressemble à la sienne ?

Admettons d'ailleurs pour un instant que ma sonde à petite courbure ressemble à celle de M. Leroy; s'en suivrait-il qu'il aurait le droit de l'appliquer au diagnostic des affections du col de la vessie *sans daigner me citer*, comme il l'a fait ? nullement ; car sa sonde, il ne l'a imaginée que pour favoriser la recherche des calculs vésicaux, ce en quoi il n'a fait ni plus ni moins que Tolet et Deschamps ; tandis que moi j'ai imaginé la mienne pour reconnaître les déformations du col de la vessie. Or, si j'étais parvenu à ce but à l'aide des algalies évacuatoires dont l'inventeur se perd dans la nuit des temps, est-ce à cet auteur inconnu qu'il faudrait rapporter le mérite de ce diagnostic ? est-ce à celui qui, le premier, a fait faire une pince à trois branches qu'on doit rapporter la découverte de la lithotritie ?

Ainsi, même dans son hypothèse, les prétentions de M. Leroy ne seraient pas fondées.

---

(1) Je conserve ces expressions que nous avons employées en 1836 pour éviter toute chicane inutile. M. Leroy aurait mieux fait d'en agir ainsi que de traduire mes 6 à 8 lignes par 19 millim. et ses 17 ou 18 lignes par 34 millim. (DES ANGUSTIES, etc., p. 288).

« Mais, dit-il, avant que M. Mercier ne fût né scientifiquement, *avant tout autre*, j'avais conçu l'idée d'explorer le col de la vessie et les saillies de la prostate (DES ANGUSTIES, etc., p. 286). »Voilà, il faut l'avouer, une singulière assurance. Est-ce que tous les chirurgiens qui ont précédé M. Leroy, est-ce qu'A. Ferri lui-même (DE CARUNCULA IN COLLO VESICÆ, etc., 1553), J.-L. Petit et tant d'autres n'ont pas eu la même idée ? S'ils ne sont arrivés à rien de précis, c'est qu'ils employaient des moyens trop imparfaits. Que M. Leroy ait fait mieux qu'eux à l'aide de sa *sonde à inclinaison* (1), il ne m'a pas répugné de le dire, ainsi que le témoigne la phrase suivante : « M. Leroy imagina un instrument fort ingénieux qui remplissait plusieurs indications. » (ARCH. DE MÉD., juin 1839.) L'expression *fort ingénieux* ne paraîtra même pas tout à fait dénuée de courtoisie, lorsqu'on saura que l'instrument en question ne peut être que d'une utilité fort restreinte et que sa construction repose sur le même principe que la sonde à redresser imaginée par MM. Meyrieu et Tanchou.

Il est vrai que M. Leroy prétend aujourd'hui n'avoir jamais conseillé et employé sa sonde à inclinaison qu'*exceptionnellement* pour reconnaître les tumeurs de la prostate, qu'il faisait ses premières explorations avec une sonde à petite courbure et qu'il n'emploie le plus souvent la sonde à inclinaison que comme sonde à petite courbure. Mais ce n'est là qu'une assertion dont je n'ai nulle part trouvé la preuve, ni dans les publications de M. Leroy-d'Etiolles, ni dans les comptes-rendus des Académies auxquelles il a présenté sa sonde à inclinaison. Il n'est pas probable cependant que les rédacteurs de ces comptes-rendus auraient passé la règle sous silence pour ne parler que de l'exception.

M. Leroy-d'Etiolles a écrit lui-même quelque part que les titres imprimés peuvent seuls faire foi dans toute contestation de priorité, et il n'en présente aucun. Il assure (DES ANGUSTIES, p. 287) que c'est avec une sonde à petite courbure qu'il explora le col de la vessie chez un sujet dont l'observation, recueillie par un certain M. M..., se trouve dans la GAZETTE MÉDICALE de 1832 ; mais, dans l'observation à laquelle ce pas-

---

(1) Cet instrument ne diffère pas des algalies ordinaires ; seulement son bec est un peu moins long, et, en deçà de sa courbure, se trouve une articulation qui permet de renverser sa portion vésicale en arrière lorsque celle-ci a pénétré dans la vessie.

sage se rapporte, il n'est question ni de sonde à petite courbure, ni même de sonde à inclinaison (1). Comme M. Leroy n'a pas reproduit, dans sa dernière publication, cette citation dont la date serait décisive si elle était exacte, j'aime à croire qu'il n'a commis ici qu'un acte d'inadvertance, et que c'est encore par la même raison qu'il m'a fait dire qu'il a modifié la courbure de sa sonde à inclinaison, tandis que je n'ai jamais parlé que de sa sonde à courbure courte et brusque. J'ai dit effectivement que la sonde dont il donna la figure en 1840 diffère complètement de celle qu'il avait décrite et figurée en 1836, et il était d'autant plus difficile de se tromper sur le sens de mes paroles que j'ai reproduit ses deux dessins et les ai mis en regard (RECHERCHES SUR LES MAL. URIN., etc., p. 368). Je vais les donner encore ici ainsi que ceux de ma sonde coudée.

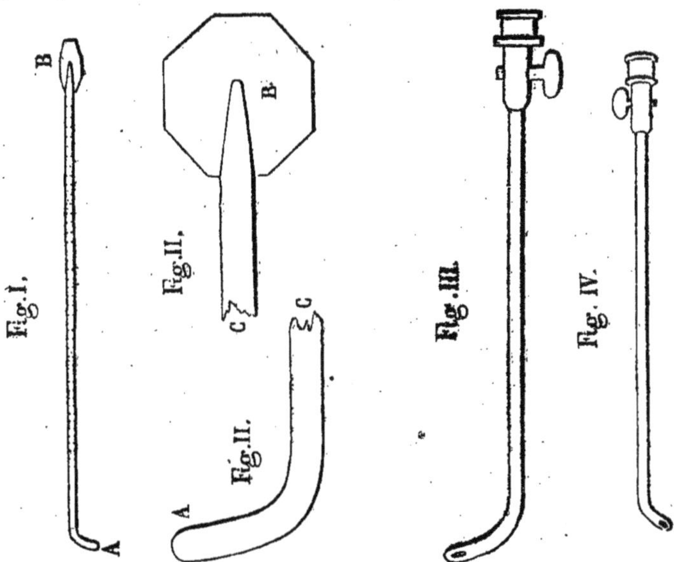

La fig. I donne l'ensemble de ma sonde, et les fig. II représentent son

______

(1) Dans son traité, M. Leroy a rapporté par erreur cette observation à 1835. Dans les réflexions qui l'accompagnent, il est à remarquer que le rédacteur dit que le diagnostic des tumeurs prostatiques est *d'ordinaire très obscur*, sans parler du procédé que M. Leroy prétend avoir mis en usage. Il n'en est pas plus question dans deux observations insérées dans la GAZETTE MÉDICALE de 1835.

bec et sa plaque, avec leur grandeur et leur forme réelles. L'invention de cette sonde date du commencement de 1836. La fig. III a été calquée sur le dessin donné par M. Leroy en 1836, et la fig. IV n'a été donnée par lui qu'en 1840. On voit que celle ci ressemble plus à la mienne par le bec qu'à la sonde primitive ; car, si son bec avait 17 ou 18 lignes, sa tige aurait au moins 18 pouces (1 mèt. 50 centim.).

Ainsi donc, il est constant : 1° que les avantages des sondes à petit bec ont été sentis et exposés bien avant MM. Heurteloup et Leroy-d'Étiolles ; 2° que leurs sondes ne ressemblent pas à la mienne ; 3° enfin, qu'ils ne se servaient de la leur que pour reconnaître les calculs vésicaux, tandis que j'ai imaginé la mienne principalement pour le diagnostic des affections de la prostate et du col de la vessie.

Mais cessons cette discussion de priorité qui n'intéresse que nous, pour aborder les questions véritablement utiles, celles qui intéressent à la fois la science, les malades et les praticiens.

Quatre instrumens sont en ce moment proposés pour le diagnostic des déformations du col de la vessie. De ces quatre, quel est le meilleur? Voilà ce qu'il importe surtout de rechercher.

Le premier, la sonde à inclinaison, doit être mis de côté, pour cinq raisons principales : 1° il est trop compliqué ; 2° si son bec n'est pas suffisamment recourbé, cette sonde éprouve les mêmes difficultés qu'une droite ou presque droite pour entrer dans la vessie, quand, ce qui arrive fréquemment, le bord postérieur de l'orifice vésico-uréthral fait une saillie en avant; et si, au contraire, son extrémité vésicale est suffisamment recourbée, elle forme une espèce de ∾ quand sa portion mobile a été renversée en arrière, et alors le bec devient non seulement inutile, mais encore nuisible. En effet, qu'on ait affaire à une vessie petite, contractée ; que ce bec aille heurter contre quelques colonnes charnues qu'on rencontre si souvent alors ; que, dans le bas-fond, se trouve un calcul qui l'occupe en entier, l'instrument ne pourra décrire les arcs de cercle nécessaires, ou du moins il donnera de fausses sensations au chirurgien et causera de vives souffrances au malade. C'est par inadvertance, sans aucun doute, que M. Leroy dit avoir imaginé la sonde à inclinaison pour les cas où la vessie est très resserrée ; 3° cette sonde ne peut tout au plus que faire reconnaître les tumeurs du bord postérieur du col de la vessie, elle ne peut pas plus qu'une algalie ordinaire servir à diagnostiquer les valvules et les tumeurs du centre de la région prostatique ; 4° sa portion renversée est trop longue pour que, tournée en avant, elle puisse descendre avec aisance jusqu'au bord antérieur du col. Elle ne peut, par conséquent, faire reconnaître les tumeurs qui avoisinent ce bord, ni permettre de comparer l'élévation de ce bord avec celle du bord postérieur; 5° enfin, que le col de la vessie soit ulcéré, fongueux, les inégalités inséparables d'une charnière dont les pièces ne sont plus en rapport exact quand on a opéré *l'inclinaison* ou renversement nécessaire, peuvent déterminer de la douleur ou une hémorrhagie pendant qu'on exécute des mouvemens de rotation. Ne se pourrait-il pas en outre que des graviers vinssent à s'introduire entre les pièces et à empêcher leur jeu, de manière à ce qu'on ne pût plus retirer l'instrument sans blesser le malade?

Mais cette sonde donne-t-elle des notions que ma sonde coudée ne puisse fournir? M. Leroy le dit; je regrette qu'il ne les ait pas exposées.

Le second intrument est la sonde primitive du même auteur. Peut-il être de quelque utilité pour l'objet qui nous occupe? très rarement. D'abord il ne peut éclairer sur l'état du bord antérieur du col vésical, parce que son bec de 17 à 18 lignes ne peut que très difficilement être amené près de ce bord, arrêté qu'il est par la paroi antérieure de la vessie et par la face postérieure de la symphyse pubienne (1).

Ensuite, il est rare qu'il puisse éclairer davantage sur l'état du bord postérieur, parce que la vessie est souvent trop étroite pour que ce bec puisse être tourné en arrière. Si, à ce que dit M. Leroy, il y a des vessies tellement resserrées « que les sondes courbées à 18 *millimètres* seulement d'élévation sur la partie droite ne peuvent exécuter de mouvement de rotation autour du col, » celles de 18 *lignes* l'exécuteront-elles plus facilement? Or ce mouvement est absolument nécessaire; car ce n'est qu'en comparant la hauteur des différens points de l'orifice vésico-uréthral qu'on est en état de juger si un point quelconque de sa circonférence fait plus de saillie que les autres.

Le troisième instrument est ma sonde coudée.

Et d'abord, M. Leroy dit qu'elle a un vice radical, celui de ne pouvoir être introduite à cause de sa courbure brusque (DES ANGUSTIES, etc., p. 289). Après une condamnation si brièvement motivée, j'en appellerai

---

(1) Toutes les planches de M. Leroy donnent une idée fort inexacte des rapports de la paroi antérieure de la vessie avec l'orifice uréthral de cet organe, ainsi que de la distance de cet orifice à la symphyse pubienne.

tout simplement à l'expérience et au témoignage d'un grand nombre de chirurgiens et d'élèves des hôpitaux qui ont essayé ma sonde : je ne me cite pas ; car quoique je l'aie assurément employée, soit dans les hôpitaux, soit en ville, plus de 3000 fois depuis dix ans que je l'ai inventée, M. Leroy espère que je me convaincrai de l'impossibilité de l'introduire « lorsque les occasions de l'appliquer se présenteront à moi en plus grand nombre (Gaz. Méd. 1845, p. 553). » Cependant, en attendant ces occasions, ces révélations d'une expérience moins restreinte, procédons par hypothèse et cherchons à apprécier l'importance des difficultés que M. Leroy paraît avoir si souvent éprouvées.

Il convient que quand la prostate n'est pas hypertrophiée, l'urèthre laisse cheminer la sonde coudée; ne parlons donc pas de ces cas. « Mais il n'en est plus de même, dit-il, quand la prostate est engorgée et que son tissu induré rend rigide toute la portion du canal qu'elle entoure (Gaz. Méd., *ibid.*) » Je suis fâché que M. Leroy oublie ainsi les enseignemens des sa vaste expérience ; car certainement elle doit lui avoir appris qu'à mesure que la prostate s'engorge, la portion de l'urèthre qui la traverse augmente de largeur précisément dans le sens antero-postérieur ou pubio-rectal, de telle sorte que ce diamètre arrive fréquemment à 20, 25 et même plus de 30 millimètres (Voir mes Rech. sur les mal. urin. 1re part. ch. i et 2e part. ch. v). Rien de plus facile en conséquence que de comprendre la pénétration d'une sonde dont le bec n'excède jamais 16 ou 17 millim. de longueur. Bien plus, j'ai vu quelquefois des personnes peu expérimentées faire exécuter à ma sonde, sans grande difficulté, un tour complet dans la région prostatique, croyant être dans la vessie.

Mais ce n'est pas tout : M. Leroy semble croire que je ne pousse le bec de ma sonde vers la vessie que quand j'ai abaissé sa tige dans l'axe du tronc, de sorte que « la portion courbe se présente presque transversalement, écartant d'avant en arrière de toute la longueur de la partie coudée, c'est-à-dire de 8 lignes, les parois du canal. » C'est là une grave erreur. « Si l'on se contentait, ai-je dit, d'abaisser le pavillon, le bec, qui est très court, irait immédiatement arcbouter contre la paroi pubienne de la portion membraneuse; si, au contraire, on se contentait de pousser suivant l'axe de la tige, le talon se trouverait arrêté par la paroi postérieure. C'est donc d'une habile combinaison du mouvement d'abaissement avec celui d'impulsion que dépend le succès... Dans quelques cas, au lieu de combiner ces mouvemens, je me suis bien trouvé de les exécuter al-

ternativement (Rech. sur les mal. urin., p. 316). » Il est évident que
tant que la tige de l'instrument sera oblique par rapport à l'axe du tronc,
la portion recourbée sera oblique par rapport à la partie ascendante de
l'urèthre, et que si nous supposons le bec et le talon compris entre deux
lignes parallèles à l'axe du canal, celles-ci seront d'autant plus rapprochées
que la portion recourbée sera plus oblique. C'est ce que j'avais , ce me
semble, assez clairement expliqué (*Ibid.*, p. 365). L'objection de M. Leroy
porte donc complètement à faux ; nous verrons même plus loin qu'il est
des cas nombreux où ma sonde vaut mieux que toute autre pour pénétrer
dans la vessie ; mais je ne la considère pour le moment que comme
moyen de diagnostic.

Comme telle, elle fournit assurément toutes les indications dési-
rables.

La facilité avec laquelle elle traverse la région prostatique nous donne
jusqu'à un certain point la mesure de l'engorgement des lobes latéraux de
la prostate, puisque le diamètre recto-pubien de cette région est d'autant
plus grand que ces lobes sont plus volumineux.

Si, en traversant cette même région du périnée vers la vessie ou de la
vessie vers le périnée, on appuie le talon de l'instrument contre la paroi
rectale de l'urèthre et que le pavillon s'incline soit à droite, soit à gauche,
on en conclut que le lobe gauche de la prostate dans le premier cas, et
le droit dans le second, forme une tumeur qui repousse le canal urinaire,
et, par suite, le bec de la sonde du côté opposé.

Si, près d'entrer dans la vessie , le talon de l'instrument bute contre
une résistance et qu'il faille porter fortement le bec vers la symphyse pubienne pour pénétrer, c'est qu'il y a sur le bord postérieur de l'orifice
vesico-uréthral une tumeur de la portion susmontanale (moyenne) de la
prostate ou une valvule soit prostatique, soit musculaire.

Si, lorsqu'on est arrivé dans la vessie, on attire le bec vers le bord
antérieur du col, ce bec, en raison de sa brièveté, descend facilement,
sans être arrêté par la paroi antérieure ou par les pubis. En lui faisant
parcourir toute la circonférence du col (ce qui se peut à peu près constamment, quoiqu'en dise M. Leroy), on juge si l'obstacle que l'on a senti en
entrant est une tumeur ou une valvule. Car si le bec rencontre une tumeur, il est arrêté par elle, et il faut, pour le faire passer par dessus,
repousser l'instrument vers le sommet de la vessie d'une quantité propor-
tionnelle à la hauteur de la tumeur. Si, au contraire, il s'agit d'une val-

vule, le bec parcourt toute la circonférence du col sans ascension, ou avec une ascension légère et graduelle.

Ainsi, bien que je néglige ici tous les détails, bien que je passe sous silence la supériorité de ma sonde coudée pour l'exploration de la vessie, des calculs, etc., on voit de suite quels immenses avantages on en peut retirer, surtout si l'on réfléchit qu'il s'agit de maladies regardées jusque dans ces derniers temps comme incurables, presque inévitablement mortelles, et qui peuvent être actuellement guéries, pour la plupart, plus facilement que les calculs de la vessie et même que beaucoup de rétrécissemens de l'urèthre.

Examinons maintenant le quatrième instrument proposé pour le diagnostic des déformations du col de la vessie, c'est-à-dire la sonde que M. Leroy a décrite et figurée pour la première fois en 1840.

Celle-ci ne diffère de la mienne, ai-je dit, que par sa courbure qui est moins prononcée : voyons si cette petite modification lui donne réellement les avantages que lui attribue son auteur.

En premier lieu, l'introduction en est-elle plus facile ? un peu plus quand le canal est sain, beaucoup moins dans nombre de cas morbides.

Mais, ordinairement, ce n'est pas quand le canal est sain qu'on a besoin de ces instrumens ; et d'ailleurs M. Leroy convient lui-même qu'alors l'élasticité des tissus facilite l'introduction de ma sonde coudée. Cet avantage se réduit donc à peu près à zéro.

D'un autre côté, qu'il y ait inflammation de la partie profonde du canal et spasme des faisceaux musculaires ambians, la portion membraneuse est tirée en avant par les muscles de Wilson qui s'insèrent derrière la symphyse pubienne (voir mes RECH. SUR LES RETRECISS. DE L'URÈTHRE, art. *ret. spasmod.*), la courbure de l'urèthre se trouve par conséquent augmentée et les sondes peu courbées éprouvent plus de difficulté que la mienne à s'engager dans la portion ascendante.

Qu'il y ait une tumeur ou une valvule derrière le col de la vessie ; alors c'est par son bec qu'une sonde à faible courbure se présente à l'obstacle, et si cet obstacle résiste par suite de la pression que l'urine accumulée exerce sur sa face vésicale, l'instrument s'y enfoncera facilement et fera fausse route. Ma sonde coudée, au contraire, ne se présentera pas à l'obstacle par son bec, mais par le dos de sa portion recourbée : on pourra donc presser bien plus fortement avec elle, sans avoir à craindre le fâcheux accident que je viens de signaler.

Bien plus, qu'une fausse route ait été faite de la manière que je viens d'indiquer à la face uréthrale de l'opercule qui ferme le col de la vessie (et c'est ce qui n'arrive que trop souvent), il est certain que toute sonde à faible courbure s'engagera presque inévitablement dans le pertuis accidentel, et, de là, des difficultés quelquefois insurmontables : je conserve plusieurs pièces anatomiques où ce n'est qu'après avoir traversé l'obstacle de part en part qu'on est parvenu dans la vessie. Eh bien, qu'on prenne ma sonde coudée : comme c'est moins par son bec que par le dos de sa portion recourbée qu'elle se présentera à l'opercule, elle tendra bien moins à s'engager dans la fausse route, et l'obstacle se trouvera par cela même réduit à l'état de simplicité que je supposais dans l'alinéa précédent.

Je vais prouver, en second lieu, que comme instrument de diagnostic, la sonde modifiée de M. Leroy est de beaucoup inférieure à la mienne.

Parmi les affections que ces sondes sont destinées à reconnaître, les plus communes assurément sont les valvules et les tumeurs qui se développent derrière le col de la vessie. On les reconnaît, ai-je dit, par la résistance qu'elles opposent au talon de l'instrument au moment de pénétrer dans la vessie. Or, si la sonde à faible courbure fait moins sentir cette résistance que celle dont l'angle est plus brusque, ne lui est-elle pas par cela même inférieure? l'instrument le meilleur n'est-il pas celui qui donne l'idée la plus distincte de l'obstacle à apprécier?

Remarquons qu'en définitive cet obstacle se trouve également refoulé en arrière par les deux instrumens, puisque, du moment qu'il a été franchi, le canal se trouve, dans les deux cas, traversé par une tige droite. Seulement, avec la sonde légèrement courbée, ce refoulement est graduel et presque insensible pour l'opérateur, tandis qu'avec la sonde coudée il devient très appréciable.

Ce n'est pas tout encore.

Lorsqu'arrivé dans la vessie, on fait circuler le bec de l'instrument tout autour du col, il faut, pour savoir si les bords de cet orifice présentent quelques inégalités, exercer constamment une traction légère sur le pavillon. Qu'arrive-t-il alors si la courbure est faible et graduelle? la sonde tend constamment à redescendre dans l'urèthre, même quand son bec est tourné en arrière. C'est un inconvénient que j'ai observé quelque fois avec ma sonde avant que je fusse prévenu de cette possibilité;

à plus forte raison y est-on exposé avec celle de M. Leroy. En tout cas, on n'est jamais sûr du point par lequel celle-ci correspond au bord même du col de la vessie, et comment apprécier avec elle les différences de hauteur que les différens points de cet orifice peuvent présenter ?

Voilà les résultats qui m'ont été fournis par une étude sérieuse des faits et par mon expérience, si j'osais parler de mon expérience à M. Leroy. Je suis vraiment étonné que la sienne ne les lui ait pas fait entrevoir, d'autant plus que ce n'est pas la première fois qu'il m'a mis dans la nécessité de les lui signaler.

Remarquons en terminant ce qui est relatif à ce sujet, combien M. Leroy a mauvaise grace à critiquer la courbure brusque de mon instrument : l'expression *sonde à courbure courte et brusque* par laquelle il désignait sa sonde primitive et qui faisait la base principale de ses réclamations, tourne aujourd'hui contre lui; car elle prouve que sa sonde actuelle n'est pas, quoiqu'il en dise, la même que celle de 1836, et qu'il s'est opéré dans ses idées et dans son instrument une modification profonde. Qu'on jette en effet les yeux sur ses nouvelles figures, par exemple sur les figures I de sa lettre à la GAZETTE MÉDICALE et XXXVIII de son dernier ouvrage, et l'on verra si le mot *courbure brusque* convient à un pareil instrument. Il l'a si bien senti lui-même que, dans le titre même de sa lettre et partout, le mot *brusque* a disparu, quand il parle de sa sonde actuelle.

Ce que je disais tout à l'heure des avantages des cathéters à courbure courte et brusque pour pénétrer dans la vessie nous conduit à l'examen d'une autre réclamation de M. Leroy.

Ce chirurgien a préconisé dernièrement pour le cathétérisme des sondes tout à fait semblables à mes sondes coudées, excepté qu'elles sont en gomme élastique : le besoin d'un nouveau nom se faisant sentir, il les a appelées *crochues* (GAZ. MÉD. 1845, p. 232). Nonobstant, je ne trouvai pas dans ces instrumens le cachet d'une invention et j'en revendiquai l'idée, fondé sur ce que, d'une part, j'avais le premier fait sentir l'utilité d'une pareille courbure pour le cathétérisme dans les cas de tumeurs ou de valvules au col de la vessie, et sur ce que, d'autre part, j'avais écrit : « On pourrait avec beaucoup d'avantage leur imprimer (à des sondes élastiques droites) une courbure à l'aide d'un petit mandrin, tel que le fil d'argent dont on se sert pour désobstruer les algalies. La sonde ainsi courbée franchit plus facilement la valvule et n'a pas assez de raideur

124

pour blesser ou froisser les parties (Rech. sur une cause, etc., p. 189). »
Je croyais avoir ainsi émis les deux idées de *courbure courte et brusque*
et de *flexibilité*; je croyais qu'il était naturel de penser que quand je
courbe une sonde élastique, je lui donne instinctivement la courbure que
je préfère pour le cas particulier où je l'emploie. D'ailleurs, j'avais dit,
dès 1840, qu'avec une sonde élastique et un fil de fer, on peut faire une
sonde coudée (Rech. sur les mal. urin. p. 366). Malgré cela, M. Leroy
veut prouver que je n'ai jamais songé à donner qu'une grande courbure
aux sondes élastiques, et voici comment il s'y prend : « M. Mercier,
dit-il, dans un livre publié en 1844, avait écrit : *Quand on manque de
sonde à* grande *courbure naturelle, on peut y suppléer* par un mandrin *très mince*; » et il ajoute « notre savant confrère entend, comme
on le voit, d'une manière large et élastique le droit de réclamation. »
Quand on lit cette phrase écrite partie en italiques, partie en majuscules,
on ne se douterait guère qu'elle est tout entière de la fabrique de M. Leroy, qu'elle n'est qu'un travestissement de celle que je viens d'extraire
de mès Recherches sur une cause peu connue de rétention d'u-
rine, et que nulle part je n'ai parlé de grande *courbure*. En comparant ces deux phrases, on ne peut s'empêcher de convenir que mon savant confrère entend d'une manière très large et très élastique le droit de
citation.

Pour bien connaître la source d'un ruisseau, on doit remonter jusqu'à
son origine. Or, si l'on remonte à l'origine du cathétérisme avec les
sondes à bec très court et courbé brusquement, on trouve que, depuis
plusieurs années déjà, je ne cesse de le préconiser, tandis que M. Leroy
en a été, au contraire, le plus zélé détracteur. Je n'ai pas, il est vrai, fait
fabriquer des sondes élastiques coudées; mais qu'avais-je besoin de le
faire ? un simple fil d'argent me permettait d'en façonner à volonté. D'ailleurs, on ne peut, ou du moins on ne devrait faire usage de sondes ainsi
courbées qu'autant qu'on est sûr que leur bec ne butera pas contre une
tumeur prostatique située *au devant* du col de la vessie. Or j'ai dit qu'il
n'existe jamais et qu'il ne peut même pas exister de tumeur semblable en
ce point (Rech. sur les mal, etc., p. 310) tandis que M. Leroy, non con-
tent d'en admettre la possibilité, en a fait représenter (Exposé des ouvrages, etc. du docteur Leroy d'Etiolles, fig. 46 et 47, 1840).

Quoique M. Leroy me traite avec une courtoisie dont je le remercie bien
sincèrement, il n'en est pas moins clair qu'à ses yeux celles de mes idées

qui ne me viennent pas de lui sont de nulle valeur. C'est ainsi que mes valvules musculaires du col de la vessie sont purement imaginaires. La preuve ? *magister dixit*. Toutes mes valvules ne sont que des plis, bourrelets, etc., formés par du tissu prostatique... Mais si je demandais à M. Leroy quand et où il a décrit ces plis et bourrelets avant que j'eusse fixé particulièrement l'attention sur les valvules prostatiques, au commencement de 1836 (BULL. SOC. ANAT. p. 12), que me répondrait-il ? je ne sache pas qu'il ait jamais décrit autre chose que les tumeurs prostatiques, et cependant les valvules sont plus communes et bien plus faciles à guérir.

Enfin, M. Leroy paraît vouloir encore mettre à profit l'expression ambiguë de *scarification* qu'il a émise je ne sais où (car il ne l'indique pas), pour s'approprier ce que j'ai pu dire d'utile sur l'excision et l'incision de ces valvules, sujet que j'ai effleuré, suivant lui, bien qu'il n'occupe pas moins de quarante pages de mon dernier volume. Je désire vivement qu'il publie au plus tôt le mémoire qu'il promet sur ce sujet, car nous sommes en ce moment l'un et l'autre à l'état de compétiteurs et cette position ne lui permet pas de jeter des doutes dans l'esprit de nos juges sur l'origine et la valeur de mes travaux, sans appuyer immédiatement ce qu'il avance par des faits et par des preuves irrécusables.

P. S. — Je disais plus haut que, d'après M. Leroy, ou mes idées me viennent de lui, ou elles sont de nulle valeur; quelquefois encore, lorsqu'il ne peut les revendiquer, il veut bien se donner la peine de les rapporter à autrui. Ainsi, dans un article inséré dans la GAZETTE DES HÔPITAUX du 23 mai 1843, il avait décrit les perforations spontanées de la vessie sur lesquelles j'ai publié un long mémoire dans la GAZETTE MÉDICALE de 1836 : *Je vais* SIGNALER...., disait-il en commençant, et il ne me nommait ni moi, ni d'autres. A ce sujet, réclamation de ma part. M. Leroy me répondit alors que s'il eût traité cette question *in extenso*, il n'aurait pas manqué de citer mon travail, *le plus complet sur la matière*; mais que, pour être juste, il aurait dû remonter jusqu'à Bonet (Voy. L'EXAM. MÉDICAL, 15 juill. 1843). C'est en vain que je lui fis remarquer que dans l'observation du SEPULCHRETUM qu'il citait, celle de Casaubon, il n'était nullement question de perforation de la vessie, mais d'une ouverture, conduisant dans une vaste poche ayant trois tuniques continues avec celles du réservoir urinaire, et dont l'interne seulement offrait quelques érosions (*interna membrana erosa variis in locis*). Dans son traité des ANGUSTIES (p. 279 et 437), M. Leroy, sans rien changer à ce qu'il avait dit de Bonet, m'oppose en outre Morgagni ; de sorte qu'au lieu d'un, en voilà deux ! Malheureusement pour lui, sa dernière citation est encore moins exacte que la première : Morgagni, je l'ai dit dans mon mémoire, a fort bien expliqué la formation des cellules de la vessie ; mais nulle part il n'a décrit les perforations que j'ai signalées. Bien plus, il semble avoir lui-même pris à tâche de faire voir avec combien peu de scrupule M. Leroy écrit l'histoire ; car voici ce qu'on trouve dans l'article invoqué par ce dernier : « *Ex iis in quibus hos sacculos deprehendi, nemo fuit in quo ea tunica* (interior) *esset disrupta* (EP. XLII, art. 30). »

J'ai déjà donné quelques échantillons de la légèreté avec laquelle M. Leroy lit et interprète ; j'en pourrais donner beaucoup d'autres encore ; aussi, comme il parait avoir un goût décidé pour les citations littéraires, serais-je tenté de lui adresser cette petite variante d'un vers très connu :

> Avant donc que d'écrire,
> Apprenez à .... *bien lire.*

FIN.

TABLE DES MATIÈRES.

compliquent rarement d'hypertrophie prostatique et souvent de valvule musculaire du col de la vessie, 48. — Autres complications, 51.

FIN DE LA TABLE.

9 782019 966959